Vorsicht Operation – nichts für Ältere

Philipp Roth

Der Autor

Philipp Roth ist in Würzburg geboren und war nach Studium von Humanmedizin und Jura an der Justus-Liebig-Universität in Gießen und der Freien Universität in Berlin zunächst beruflich viele Jahre in Berlin und Potsdam tätig. Als Rechtsanwalt und Fachanwalt für Medizinrecht ist Philipp Roth in Mainz niedergelassen. Gerichtsverfahren wegen möglichen Behandlungsfehler oder fehlende Kostenübernahmen der Krankenkassen sind häufig Auseinandersetzung seines Berufsalltags. Als gerichtlich bestellter Betreuer seiner Mutter kennt er die Hürden und Probleme, die insbesondere in der Corona-Phase offenkundig wurden. Die Übermacht der Operationen ist in seinem vorherigen Buch der Orthopädie und Unfallchirurgie „Unnötige Operationen in der Orthopädie und Unfallchirurgie" eindrucksvoll beschrieben. Philipp Roth plädiert für eine Medizin mit Würde.

Inhaltsverzeichnis:

Vorwort

Nach der Herausgabe meines Buches *Unnötige Operationen – Beispiele und Alternativen in der Orthopädie und Unfallchirurgie,*[1] hatten wir Diskussionen, wie es den in anderen medizinischen Bereichen mit alternativen Behandlungsmethoden aussieht.

Die Zeit, ein Buch zu schreiben, um dieses Thema zu bearbeiten, ist auch für mich nicht immer so einfach zu finden. Die Praxis, die ich zuletzt einige Jahre mit einer Kollegin geführt habe, habe ich zwar meiner Nachfolgerin übergeben, dennoch bin ich als Rechtsanwalt tätig. Natürlich vertrete ich mit Schwerpunkt *Medizinrecht* alle Themen, die man sich vorstellen kann: Behandlungsfehler, Probleme mit der Ärztekammer oder mit den Krankenkassen. Die Situation bei den Privatkrankenkassen scheint sich zu verschärfen, denn da sind zunehmend mehr Anfragen von Patientinnen und Patienten, die auf nicht übernommenen Kosten sitzen bleiben.

Das Buch wird wieder über einen Selfpublishingverlag veröffentlicht, bei dem man sehr viel Zeit neben dem Schreiben haben muss, um ein Buch zu erstellen. Für die Recherchen, die Textprüfungen mit Korrekturen und den Buchsatz habe ich mir Hilfe geholt. Erik Kinting, ein professioneller Lektor, hat mich sehr gut unterstützt, wofür ich sehr dankbar bin.

Natürlich gibt es die Probleme mit unnötigen Operationen auch in allen anderen Fachbereichen. Deshalb habe ich mich entschieden, meinen Lesern einige Beispiele und grundsätzliche Hinweise zu geben, inwiefern es auch in anderen Bereichen der Medizin außerhalb der Orthopädie und Unfallchirurgie zu Operationen kommt, die nicht nötig sind, und wie man mit dem Problem der

---

[1] tredition Verlag, ISBN 978-3-347-25849-5 und ISBN 978-3-347-25848-8

mitgeteilten Diagnose und der Empfehlung einer Operation umgehen kann.

Der Titel des Buches – *Vorsicht Operation* – ist eine Aufforderung, die ermahnt, dass eine Entscheidung ansteht. Die Entscheidung, ob man sich operieren lässt oder nicht, ist nicht nur eine Frage mit subjektiver Entscheidungsmöglichkeit. Der Rahmen, in dem eine Entscheidung fällt, bestimmt immer mehr unsere Entscheidungsmöglichkeit. Daher ist es nicht möglich, eine einfache Antwort zu geben, da die Entscheidungsinstrumente immer geringer werden. Wenn keine Ärzte da sind, können wir auch die Frage lassen, da sich sowieso nichts ändert. Ein Blick auf unseren Rahmen der Entscheidung ist daher auch nötig.

Unser gutes Gesundheitssystem steht bald an einem Wendepunkt zwischen Marktwirtschaft und Planwirtschaft. Wir stehen noch nicht unmittelbar davor, aber wir nähern uns mit Schritten. Besonders mit Karl Lauterbach als SPDler ist ein Mann an der Spitze eines Ministeriums, der schon zu Ulla Schmidts Zeiten, der früheren Gesundheitsministerin der SPD, wesentliche Pflöcke der Planwirtschaft eingeschlagen hat. Herr Lauterbach als Gesundheitsminister setzt diese Linie fort, sodass die Niedergelassenen, insbesondere die Fachärzte, mit gesetzlichen Änderungen belastet werden. Herr Lauterbach favorisiert ein ambulantes System nur mit Hausärzten und ohne Fachärzte.

Dabei hat im Winter 2022 die Krise mit den Kinderärzten gezeigt, wohin es führt, wenn man eine Politik gegen die ambulanten Versorger – nämlich die niedergelassenen Ärzte – betreibt. Kinder und ihre Eltern hatten massive Probleme, bei der Zunahme der Infektionen mit RS-Virus einen Kinderarzt zu finden. Die Kinderärzte haben das erwünschte Ergebnis, nämlich

Kontingentierung des Supports als Folge der Budgetierung und einem wesentlichen Element einer Planwirtschaft, praktisch gelebt. Ein Gesundheitssystem, das seit Horst Seehofer, früherer CSU-Gesundheitsminister, drastisch beschnitten wurde, kommt nicht mehr auf die Füße, wenn es wie jetzt bei der krassen Infektionswelle gefordert wird. Ebenso zeigen auch die fehlenden Medikamente 2022 in unserer Republik, dass nicht nur die unterbrochenen Lieferketten nach Asien, insbesondere nach China, zu massiven Versorgungsschwierigkeiten geführt haben. Ein Gesundheitssystem, das man kaputtspart – nach dem Motto *es geht noch billiger*, z. B. mit den Rabattverträgen der Kassen mit den Arzneimittelfirmen bei Generika-Medikamenten – kollabiert dann, wenn lokale Anbieter nicht mehr existieren. Es gab in den letzten Monaten keine Firma, die *Ibuprofen* oder *ASS* in Deutschland herstellen konnte, in Europa auch nicht. Es gab Antibiotika nur noch in begrenztem Umfang. Zu viel gesetzgeberisches Diktat in die Marktwirtschaft und ein Überwiegen der Planwirtschaft führen zu solchen Ergebnissen.

Mein Thema ist allerdings ein zentraler Aspekt, nämlich die Versorgung der Bevölkerung mit Operationen.

In diesem Buch versuche ich Ihnen aufzuzeigen, dass eine Operation nicht immer die einzige Lösung ist. Wir werden uns auch ansehen, wie die Zahlen von Operationen und konservativen Behandlungen im internationalen Vergleich aussehen.

Konservativ, *an Bewährtem festhalten*, bedeutet keinesfalls, nicht mit der Zeit zu gehen. Ganz im Gegenteil, denn am Ende ist es wichtig, dass dem Patienten geholfen wird, dass er in Zukunft selbstständig entscheiden kann.

Eine konservative Behandlung ist außerdem viel schonender, da sie mit Medikamenten und physikalischen Behandlungen durchgeführt wird, ohne dass der Patient einen körperlichen Eingriff über sich ergehen lassen muss.

Vielleicht hilft dieses Buch, selber um eine Operation *herum zu kommen*, wenn eine konservative Behandlungsmethode geeignet ist, auf die man als Laie vorher gar nicht gekommen wäre.

Nicht immer ist es möglich, eine Operation zu vermeiden, somit zur Klarstellung: Es gibt durchaus viele sinnvolle und notwendige Operationen. Ich bin auch kein Operationsgegner, aber es wird leider viel zu viel operiert.

Durch die Betonung der Vergütung zugunsten von Operationen kommt es auch zu schleichenden Veränderungen bezüglich der Selektion. Verantwortlich für die Selektion und die damit einhergehende Diskriminierung von bestimmten gesellschaftlichen Gruppen sind mehrere Mechanismen. Daher wird das klassische medizinische Thema immer wieder unterbrochen von einer Perspektive, Operationen nicht nur unter rein medizinischen Fragen zu betrachten.

Ich werde versuchen, möglichst wichtige Fächer innerhalb der Medizin anzusprechen, um Ihnen aufzuzeigen, dass es eigentlich kein Fach gibt, wo man nicht Eingriffe vermeiden kann.

Nichtsdestotrotz muss auch gezeigt werden, dass es systemische Fehler im Gesundheitsbereich gibt, weswegen operative Fächer dominieren, das System Operationen fördert und nicht operative Leistungen unterrepräsentiert sind. Es soll auch gezeigt werden, dass Unterlassung von notwendigen Operationen ebenso eine Benachteiligung von Patienten sein kann, denn paradoxerweise werden bestimmte Operationen bestimmten Gruppen vorenthalten, während andere Gruppen ein Überangebot erhalten.

Operationen und Eingriffe

Ich benutze die Begriffe *Operationen* und *Eingriffe* in den nächsten Kapiteln identisch, da es sich um medizinische Methoden handeln, die die körperliche Integrität betreffen.

Der Begriff *Operationen* wird heutzutage auch in anderen Bereichen benutzt, so bei den Militärs, Informatikern und Managern. Üblicherweise wird im medizinischen Bereich hiermit eine Durchtrennung der Haut verbunden. Eine Punktion ist zwar auch eine Durchtrennung der Haut, wenn auch nur punktuell, Punktion wird aber dennoch nicht als Operation verstanden, ebenso wenig eine Blutabnahme. Juristisch ist eine Blutabnahme ein Eingriff in die körperliche Sphäre.

Durch den medizinischen Fortschritt kommt es immer mehr dazu, dass man auch ohne Hautschnitt operieren kann. So kann man über die Harnröhre in der Blase operieren, ohne die Haut zu durchtrennen. Auch Lasern kann eine Operation sein, ohne die Haut zu durchtrennen.

Eingriffe sind in der Regel ohne Hautverletzung und stellen dennoch oft erhebliche Eingriffe in die körperliche Integrität dar. Beispielhaft sei die Darmspiegelung genannt. Dieser schwierige Eingriff ist auch mit Komplikationen verbunden und hat daher für mich das gleiche Gewicht wie eine Operation. Patienten verbinden das Risiko gerne analog zur Größe des Hautschnitts. Diese Schlussfolgerung ist nicht zulässig, denn auch ein Eingriff wie eine Lungenspiegelung kann erhebliche, ja, lebensgefährliche Folgen haben.

Medizinische objektive Bedingungen bestimmen die subjektive Entscheidung

Das Buch kann nicht ohne Hinweise darauf auskommen, dass wir eben nicht eine Medizin praktizieren, die Menschen nicht hilft, sondern eher schadet. Denn alle Ärzte haben mal Medizin studiert mit dem Ansinnen, eine nützliche Tätigkeit auszuüben. Aber auch Patienten müssen sich fragen, ob sie dem Bereich *Medizin* nicht zu wenig Beachtung schenken, denn das Interesse ist deutlich geringer als bei anderen Themen in der Gesellschaft. Corona, Klimawandel und Bildungspolitik scheinen mehr Beachtung zu finden als die medizinische Versorgung der Bevölkerung. Daher muss auch eine gesellschaftsbezogene Analyse erfolgen; warum es zu dieser Entwicklung gerade in der ambulanten Medizin kam.

Daher ist die Entwicklung der Medizinischen Versorgungszentren (MVZ) im Gesundheitssektor von erheblicher und zentraler Bedeutung. Der Begriff *Zeitenwende* von Olaf Scholz für den Ukraine-Krieg ist sicherlich im Bereich der Medizin ebenfalls naheliegend. Ulla Schmidt, ehemalige Gesundheitsministerin der SPD, hat das Modell der MVZ eingeführt. Die Kooperationsform *MVZ* wurde mit dem *Gesundheitsmodernisierungsgesetz* im Jahr 2004 in die vertragsärztliche Versorgung eingeführt. Die gesetzliche Grundlage für MVZ ist der § 95 des fünften Sozialgesetzbuches. Modell war das DDR-Poliklinik-Modell. Es bedeutet einen Systemwechsel in der Bundesrepublik, denn was vorher die Alleinherrschaft der Niedergelassenen war, hat ernste Konkurrenz bekommen.

Demnach gab es in ganz Deutschland Ende 2020 rund 3.850 Einrichtungen, knapp 300 mehr als im Vorjahr. Der Auswertung zufolge sind bundesweit knapp 23.650 Ärzte in MVZ tätig, im

Durchschnitt 6,1 Ärzte pro Einrichtung. Davon sind wie im Vorjahr 8,0 Prozent Vertragsärzte, alle anderen sind angestellt. Rund 63 Prozent der in MVZ angestellten Ärzte arbeiten in Teilzeit. Insbesondere bei investorenbetriebenen MVZ besteht aufgrund der vorliegenden Gesetzeslücken die Gefahr, dass die freie Arztwahl durch die marktbeherrschende Stellung von MVZ und deren Ketten eingeschränkt wird. Auch die Niederlassungsfreiheit leidet darunter, dass selbstständige Ärztinnen und Ärzte mit den von MVZ in Nachbesetzungsverfahren bezahlten Preisen nicht mehr mithalten können. Schließlich bringen solche Konzentrationsprozesse nicht zu vernachlässigende Ballungsrisiken mit sich, wenn sich die ärztliche Versorgung in einer Region, in einem Fachbereich, bei einem Anbieter konzentriert.

Investoren geht es in der Regel um Rendite und nicht um die Versorgung der Bevölkerung. Die Räumlichkeiten sind uninteressant, man will die Kassenzulassung. Im Kauf der Zulassungen können junge Ärzte und Ärztinnen nicht mit den Konzernen konkurrieren und haben das Nachsehen.
Natürlich sollten Praxen denen gehören, die in der Praxis arbeiten. Inzwischen ist der Eigentümer – wenn man überhaupt herausbekommt, wer hinter dem Finanzkonstrukt steckt – nicht der, der in der Praxis arbeitet. Man kauft noch evtl. einen Promi-Arzt ein, der seinen Namen hergibt, und stellt junge Ärzte an, die sinnlos unnütze Behandlungen anbieten sollen, um so die Profitziele der Konzerne zu bedienen. Sogenannte *Heuschrecken* kaufen sich zunehmend in Arztpraxen ein, was die Gesundheitsversorgung unmittelbar betrifft. Finanzinvestoren haben mit dem Modell *MVZ* das Einstiegstor erhalten. MVZ unterscheidet nämlich zwischen Inhaberschaft und ärztlicher Tätigkeit. Besonders bei der

Veräußerung von Praxen melden sich Finanzinvestoren. So prahlen die Investoren, dass sie höhere Kaufpreise zahlen als niederlassungswillige Ärzte. Laut Bundesärztekammer befanden sich 2018 von rund 2500 MVZ etwas 420 schon in den Händen von Finanzinvestoren. Die Zahl und der Anteil der MVZ der fondsbasierten Equity-Gesellschaften steigen von Jahr zu Jahr.

Neben diesen Aspekten stellen auch die Renditeorientierung und die damit verbundene *Rosinenpickerei* ein Problem dar: Wie verträgt sich ein Primat des Gewinnstrebens etwa mit der Unabhängigkeit ärztlicher Entscheidungen? Was folgt daraus für das Arzt-Patienten-Verhältnis? Die Entscheidung, ob jemand operiert wird, wird vor dem Arzt-Patienten-Gespräch getroffen. Es fängt schon damit an, ob man eine konservative Abteilung einrichtet oder nicht. Es geht weiter, ob ein Arzt mit Prämien für ein gutes wirtschaftliches Jahr belohnt wird, also dafür, dass viele Operationen durchgeführt wurden. Daher sind scheinbar persönliche Entscheidungen des Patienten vorab von Dritten entschieden worden, ohne dass der Patient mitentscheiden konnte.

Schließlich: Ist es tragbar, dass die Betreiber dieser MVZ, die ihren Sitz meist in Steueroasen haben, ihre Renditevorstellungen aus den Mitteln des solidarisch finanzierten Gesundheitswesens realisieren? Wie kann die Unabhängigkeit ärztlicher Entscheidungen der in einem MVZ tätigen Ärztinnen und Ärzte geachtet werden und die Freiberuflichkeit als Garant für eigenverantwortliche ärztliche Entscheidungen weiter gestärkt werden? Wie kann eine marktbeherrschende Stellung investorenbetriebener MVZ verhindert werden?

Eine Erbsünde war es, MVZ einzurichten. Man hat mit dieser *Zeitenwende* eine völlig falsche Gesundheitspolitik eingeschlagen. Reformen am System *MVZ* werden nicht das grundsätzliche Problem ändern, nämlich dass die *Freiberuflichkeit* konterkariert wurde und der positive Effekt für Patienten, nämlich unmittelbare Verantwortung des Arztes gegenüber dem Patienten, Schaden genommen hat. Ein Patient muss sich im Falle eines Gesundheitsschadens mit anonymen Gesellschaftern herumärgern. Ärztekammer und Kassenärztliche Vereinigung, die früher die direkte Aufsicht über den Behandler hatten, sind machtlose Organe geworden.

Rationierung und Priorisierung medizinischer ambulanter Leistungen oder: Wie gehen wir mit Älteren um?

Ein gutes Beispiel, wie ungerecht medizinische Leistungen verteilt werden, ist der Umgang mit älteren Menschen in unserer Gesellschaft. Eine Gesellschaft zeigt ihr wahres Gesicht dabei, wie sie mit den Minderheiten umgeht.

Vermutlich denken Sie, dass Altersdiskriminierung nur in anderen Bereichen vorzufinden sei und kein spezifisches Thema der ambulanten und stationären Medizin wäre. Auch hier hat Corona offenbart, dass es erhebliche Defizite bei Medizinern gibt, die ältere Mitmenschen bei der Verteilung medizinischer Leistungen benachteiligen. Daher der Untertitel *Nichts für Ältere*, denn durch die weitere Bearbeitung des Buches stellte sich heraus, dass wir mit einer zunehmenden Diskriminierung älterer Menschen zu tun haben.

Diskriminierung liegt vor, wenn in vergleichbaren Situationen Gleiches ungleich und Ungleiches gleich behandelt wird. Man unterscheidet zwischen zahlreichen Arten von Diskriminierung, von denen wir uns hier nur mit zwei befassen werden: Eine unmittelbare Diskriminierung liegt vor, wenn eine Person z. B. aus Altersgründen in einer vergleichbaren Situation eine weniger günstige Behandlung erfährt, als eine andere Person erfährt, erfahren hat oder erfahren würde. Eine mittelbare Diskriminierung liegt vor, wenn dem Anschein nach neutrale Vorschriften, Kriterien oder Verfahren Personen eines bestimmten Alters in besonderer Weise benachteiligen, z. B. Laborwerte.

Als ich mein Buch über unnötige Operationen schrieb, ist mir klar geworden, dass Ältere in mehreren Punkten und in besonderem Maße benachteiligt werden. Nicht nur, dass konservative Inhalte der Medizin nicht mehr angeboten und natürlich ältere Multimorbide benachteiligt werden, auch bei den Operationen betreibt man eine Auslese, die zur Selektion führen, indem man Ältere ausschließt. Sowohl das Operieren als auch das Nicht-Operieren kann ein Nachteil sein.

Es gibt auch andere gesellschaftliche Gruppen, die benachteiligt werden, z. B. Behinderte. Zahlenmäßig ist jedoch die Gruppe der Älteren überragend und daher schneller erfahrbar. Es ist eben einfacher, einen jungen Gesunden zu operieren, als einen Älteren. Die Komplikationsrate ist geringer und der Erfolg der Operation wahrscheinlicher. Zudem hat der Jüngere in der Regel ökonomisch einen längeren Benefit von der Operation als ein Älterer.

Natürlich muss man einen Blick aufs Ganze werfen, da die Altersdiskriminierung nicht alleine ein Problem von Ärzten und den Beteiligten im Gesundheitswesen ist. Daher kann man das Thema

Altersdiskriminierung nur streifen, denn es wäre ein gesamtgesellschaftliches Problem und eine Bearbeitung in einem weiteren Buch sinnvoll. Es gibt auch im alltäglichen Leben Altersdiskriminierung. Daher wird von meiner Seite das Thema *Altersdiskriminierung* in Bezug auf die Medizin betrachtet bzw. aus den Augen eines Mediziners.

Der Umgang mit Älteren am Beispiel der Volksrepublik China zeigt, wie man *Altersdiskriminierung* betreiben kann. Man nimmt bewusst eine höhere Mortalität in Kauf und löst so äußerst zynisch wirtschaftliche Versorgungsprobleme. Aber auch bei uns kann man durch scheinbare unauffällige Veränderungen bei Bildungsmaßnahmen Ältere ausgrenzen, was unmittelbare Folgen für die Gesundheit hat.

Als der *Nationale Bildungsbericht* 2022 am 24. Juni 2022 in Berlin vorgestellt wurde, befasste man sich im Wesentlichen nur mit der Bildung von Menschen im erwerbsfähigen Alter. Der Bericht hat für sich in Anspruch genommen, eine systematische Bestandsaufnahme des gesamten Bildungssystems in Deutschland zu sein. Weil der Bericht die Bildung im Alter nicht thematisiert, bietet er auch keine Grundlage für politisches Handeln. Ältere benötigen Bildungsangebote, die die vielfältigen Lebenslagen und Interessen älterer Menschen berücksichtigen.

Gerade die Digitalisierung der Medizin betrifft die Älteren. Wie sollen die Angebote der Medizin wie Apps für Bluthochdruck oder Smartphones zum Googeln medizinischer Themen wahrgenommen werden, wenn Ältere keine Kenntnis mit der digitalen Technik vermittelt bekommen? Wer möchte, dass ältere Menschen sich gesundheitsbewusst verhalten, die digitale Transformation in der Medizin mitgehen, muss dafür nachhaltige, gut finanzierte und qualifizierte Informationsstrukturen schaffen. Betrachtet werden müssen dabei nicht nur formale, sondern auch non-formale und informelle Bildungsaktivitäten bis ins höchste Alter.

Um in Zukunft möglichst vielen älteren Menschen Chancen zu eröffnen, sollte man beachten, dass Ältere einen besonderen Bedarf haben. Denn nur wenn ältere Menschen den Nutzen für sich erkennen, werden sie die digitalen Produkte und Dienstleistungen verwenden. Christina Claußen, *Director Patient Advocacy* bei *Pfizer Pharma GmbH*, erinnerte daran, dass während der Pandemie gerade ältere Menschen aus Unsicherheit wichtige Vorsorgetermine oder notwendige Behandlungen nicht wahrgenommen haben: »Wir möchten dazu beitragen, dass ältere Menschen verlässlichen Zugang zu medizinischer Versorgung erhalten«, erklärte sie. »Mit diesem Ziel haben wir die Online-Plattform *Hilfe für mich* entwickelt, unter anderem gemeinsam mit Vertreterinnen und Vertretern von Patientenorganisationen.« Dr. Christine Sick, *Head National Patient Engagement* von *Novartis Deutschland* sagte: »Die Digitalisierung beschleunigt Forschung und Entwicklung innovativer Medikamente. Gemeinsam mit Partnern und unter der Einbindung von Patientinnen und Patienten engagieren wir uns bei Novartis für E-Health-Lösungen, damit Menschen mit chronischen Erkrankungen auch im Alter möglichst lange ein selbstbestimmtes Leben führen können.« (Quelle: BAGSO Pressemitteilung 14. Juni 2022.)

Die Corona-Pandemie veränderte die medizinische Versorgung

Während in fast allen Bereichen die Corona-Schutzmaßnahmen aufgehoben wurden, gilt in Pflegeheimen und Krankenhäusern weiter eine Corona-Testpflicht zum Schutz der besonders verletzlichen

Menschen in diesen Einrichtungen. In Pflegeeinrichtungen werden Testmöglichkeiten häufig nur an bestimmten Wochentagen und in engen Zeitfenstern angeboten. Wird an einer Testpflicht festgehalten, dann muss sichergestellt werden, dass solche Tests entweder in den Einrichtungen oder zumindest in der unmittelbaren Nähe der Einrichtungen jederzeit gemacht werden könne, sonst droht erneut eine soziale Isolation von Bewohnerinnen und Bewohnern von Pflegeeinrichtungen.

Niemand soll im Alltag ausgeschlossen werden, nur weil er kein Internet nutzt. In einigen wenigen Fragen geht es darum, in welchen Bereichen Menschen ohne Internet auf Schwierigkeiten stoßen und welche Schwierigkeiten dies konkret sind. Auch nach guten Lösungen für alternative Angebote zum Internet wird gefragt. Aus Angst vor einer Ansteckung mit dem Coronavirus wollen viele Patienten den Besuch in einer Praxis oder auch die Anfahrt mit öffentlichen Verkehrsmitteln lieber vermeiden. Die Videosprechstunde bietet eine Alternative.

Auch Ärzte der Poliklinik am *Helios-Klinikum* Berlin-Buch beispielsweise nutzen die technischen Möglichkeiten seit der Corona-Zeit deutlich stärker, wie die ärztliche Direktorin der Poliklinik, Susanne Dörr, sagte: »Wir haben schon vorher ein Pilotprojekt in den Bereichen Hausarzt und Diabetologie gestartet. Doch die Corona-Zeit hat das Ganze wahnsinnig beschleunigt.« Gesetzgeber und Kassenärztliche Vereinigung hätten sehr schnell viel ermöglicht. Ihre Klinik biete inzwischen Videosprechstunden in allen Fachbereichen an. 70 Fachärzte sind beteiligt. »Und wir wollen unser Angebot noch deutlich ausbauen.« (Siehe Management & Krankenhaus Newsletter vom 03.04.2020.)

Man könne nicht jeden Arztbesuch ersetzen, aber die Möglichkeiten sinnvoll kombinieren, zeigte sich Helios-Ärztin Dörr überzeugt. »Insbesondere hatten wir die Krebspatienten im Fokus, die wegen ihres geschwächten Immunsystems nicht in die Ambulanz kommen sollten, aber Fragen klären wollten.« Mit diesen Patienten seien Videosprechstunden eine gute Möglichkeit, um in Kontakt zu bleiben. Auch chronisch Kranken und Diabetikern sei deutlich geholfen. »Diabetiker kommen einmal im Quartal in die Praxis und besprechen mit dem Arzt ihre Zuckerwerte. Das kann man auch gut über Videotelefonie machen«, so Dörr. 30 Prozent der Diabetologie-Patienten hätten die Videosprechstunden genutzt. »Höher ist die Zahl nur noch in der Psychotherapie mit 35 Prozent.«

Aber auch für andere Patienten böten sich Vorteile: »Vor allem mit jungen, berufstätigen Menschen kann man durch die Videotelefonie besser in Kontakt bleiben«, sagte Dörr. Besonders praktisch sei diese, wenn es nur um Informationsaustausch wie etwa eine Impfberatung gehe. »Durch die Videosprechstunde spart man sich die Anfahrtszeit und das Warten in der Praxis.« Auch sie selbst nutze als Patientin diese Möglichkeit gern, berichtete Dörr.

Als auf Altersmedizin spezialisierte Internistin habe sie die Möglichkeit mit etwa zehn Prozent der Patienten genutzt, sagte Dörr. Die relativ niedrige Zahl liege daran, dass die Mehrheit der Patienten 75 Jahre und älter und entsprechend weniger technikaffin sei. Diese Patienten hätten eher die Telefonsprechstunde genutzt. »Das war aber nur drei Monate lang möglich«, sagte Dörr.

Vor der Corona-Pandemie hat es eine Begrenzung des Anteils der Videosprechstunden gegeben. »Verrechnet mit dem technischen Aufwand war das ein Nullsummenspiel und kam nicht in Schwung«, sagte die Ärztin. Im Zuge der Pandemie hätten aber viele Anbieter für Videosprechstunden die Kosten reduziert und die Vergütung sei fast so hoch wie bei einem normalen Arztbesuch, sodass das Angebot auch für Ärzte attraktiver geworden sei.

Über einen Bildschirm in Kontakt zu einem Arzt zu treten, bedeutet für ältere Menschen eine Herausforderung. Neben organische Probleme wie Sehstörungen durch Grauen Star kann die fehlende Affinität zu Computer ein weiteres Problem sein.

Ältere Menschen in der operativen Versorgung

Wie kann es sein, dass Ältere bei notwendigen Operationen benachteiligt werden? Ein Beispiel, wie notwendige Operationen vorenthalten werden, ist die Versorgung Älterer.
Den Beschluss über eine Richtlinie zur Versorgung der hüftgelenknahen Femurfraktur traf der *Gemeinsame Bundesausschuss* Ende Dezember 2019. Damit sollte die Versorgung älterer Menschen mit Knochenbrüchen nachhaltig verbessert werden. Denn insbesondere bei älteren Patienten liegt die 30-Tage-Sterblichkeit nach einer Hüftfraktur bei über zehn Prozent. Eine aktuelle und kürzlich im *Deutschen Ärzteblatt* veröffentlichte Studie[2] zeigt jedoch, dass sich bei der Zusammenarbeit von Unfallchirurgen und Altersmedizinern in einem multiprofessionellen Team die Sterblichkeit älterer Patienten nach einem Oberschenkelhalsbruch um mehr als 20 Prozent senken lässt.[3]
Es fängt mit der Vorbereitung der Operation an. Der ältere Patient muss intensiver vorbereitet werden, da er meist mit Vorerkrankungen kommt. Es müssen Herzrhythmusstörungen oder Blutzucker sowie

---

[2] Rapp et al., *Dtsch Arztebl Int* 2020; 117: 53–9
[3] https://www.g-ba.de/beschluesse/4069/

20

Medikamente optimal eingestellt sein. Nicht selten muss die Blutgerinnung durch Gabe von Gerinnungshemmern vorab geregelt werden. Körpereigene Blutreserven müssen gestärkt werden. In der Operation muss ein Blut- und Volumenverlust wesentlich besser beachtet werden als bei Jüngeren. Der Knochen muss mit anderen Materialien behandelt werden als ein jüngerer Knochen. Die Nachbehandlung muss intensiver und länger andauern, da helfen Durchschnittswerte wenig. Die DRG[4], die einen durchschnittlichen Patienten widerspiegeln, bedeuten für den Älteren einen finanziellen Nachteil.

In Deutschland werden ca. 400.000 Frakturen pro Jahr bei älteren Menschen behandelt. Ähnlich hoch ist die Zahl von Älteren, die orthopädische Erkrankungen haben und in den Krankenhäusern operiert werden. Jede dritte Frau ab 50 und jeder fünfte Mann ab 50 werden im Laufe ihres Lebens eine osteoporotische Fraktur erleiden. Dabei ist das Sturzrisiko laut WHO die zweithäufigste Todesursache. Die meisten der tödlichen Stürze ereignen sich bei Menschen über 60 Jahre. Ältere Menschen sind eben nicht einfach nur altgewordene Erwachsene. – Ältere haben eine andere Art, sich mit Infektionen und Verletzungen auseinanderzusetzen. Es sind körperliche Besonderheiten, die in der Gesellschaft zu wenig Beachtung finden. So erleiden jährlich ca. 700.000 Patienten Knochenbrüche infolge von Knochenschwund (Osteoporose), die meist von einem Sturz ausgelöst werden. Da das Risiko von Knochenbrüchen mit dem Alter zunimmt, ist in den kommenden Jahren aufgrund der demografischen Entwicklung mit einer drastischen Zunahme an osteoporotischen Frakturen zu rechnen. Hochrechnungen zufolge wird die Anzahl der Frakturen bis 2030 bzw. 2050 um 21 Prozent bzw. 57 Prozent

---

[4] Diagnosis Related Groups – Diagnosebezogene Fallgruppen

zunehmen. Bei Hüftfrakturen muss sogar von einer Zunahme von 70 Prozent ausgegangen werden, sollte es nicht gelingen, das Frakturrisiko deutlich zu senken. Obwohl die Sterblichkeit (Mortalität) bei Hüftfrakturen in den letzten Jahren deutlich zurückgegangen ist, liegt die Zwölf-Monats-Sterblichkeit der gebrechlichen Patienten weiterhin bei ca. 25 Prozent. Häufig verlieren die Patienten die Fähigkeit zur selbstständigen Lebensführung. Etwa 30 Prozent der Patienten werden nach einer Hüftfraktur im Rahmen der Pflegeversicherung erstmalig als pflegebedürftig eingestuft.

Aufgrund des demografischen Wandels ist davon auszugehen, dass die Kosten für die Versorgung von osteoporotischen Frakturen in den kommenden Jahren überproportional ansteigen werden. Aktuelle Schätzungen gehen davon aus, dass die gesellschaftlichen Versorgungskosten in Deutschland von ca. 11 Milliarden im Jahre 2017 auf 14 Milliarden Euro im Jahre 2030 ansteigen werden. Die zu erwartenden Herausforderungen an unser Gesundheitssystem werden in Anbetracht dieser Entwicklungen und des bereits bestehenden Personal- und Fachkräftemangels enorm sein.

Prävention kann auch Operationen vermeiden helfen. Eine optimale Versorgung Älterer im Rahmen der Osteoporosetherapie ist ein Ansatz. Ein stabiler Knochen kann bei einer nicht zu vermeidenden Operation auch helfen.

Beispiel für eine altersgerechte Versorgung

Eine interprofessionelle Behandlung der Patienten durch ein Team – bestehend aus Unfallchirurgen, Altersmedizinern, Physiotherapie,

Sozialdienst und Pflege – kann zu einer deutlichen Verbesserung der Ergebnisse in Bezug auf die Rückkehr in das alte soziale Umfeld, Verringerung der Komplikationen und vor allem zu einer Verringerung der Sterblichkeit führen.

Eine altersgerechte Behandlung erfordert Kooperationsmodelle speziell für ältere Menschen, bereits bei der Versorgung von Knochenbrüchen eingeführt, insbesondere bei der Versorgung von Patienten mit Oberschenkelhalsbrüchen. Damit lässt sich die Sterblichkeit älterer Patienten um mehr als 20 Prozent senken.

Eine telemedizinische begleitende Beratung kann evtl. unterstützend sein, dazu eine Senkung der Anzahl von osteoporotischen Folgefrakturen durch flächendeckende Sekundärprävention mit medikamentösen und nicht medikamentösen Maßnahmen. Der überwiegende Teil der Patienten und Patientinnen mit hüftgelenksnahen Oberschenkelfrakturen hat bereits in den Jahren zuvor eine osteoporotische Fraktur erlitten. Durch eine flächendeckende Sekundärprävention – das bedeutet, durch die Einleitung einer Osteoporosetherapie und Sturzprävention unmittelbar nach der ersten osteoporotischen Fraktur – lassen sich nachweislich die Rate von Folgefrakturen und die Sterblichkeit deutlich senken.

Aufgrund der Relevanz von Folgefrakturen müssen Strukturen geschaffen werden, die diese flächendeckende Sekundärprävention sektorenübergreifend sicherstellen. Beispiele hierfür sind Disease-Management-Programme, die Sturzprävention im Rahmen des Präventionsgesetzes und des *Leitfadens Prävention* sowie Fracture-Liaison-Services.

Schmerztherapie beim älteren Menschen als Beispiel der Schmerzversorgung und als Möglichkeit zur Vermeidung unnötiger

Operationen sei hier auch erwähnt.

Das Risiko chronische Schmerzen zu erleiden, steigt mit zunehmendem Alter. Mit längerer Lebensdauer muss sich der Körper evtl. mit einem chronischen Schaden wie z. B. Kniearthrose auseinandersetzen. Die Entwicklung eines Schmerzgedächtnisses liegt da nahe. Sich tagtäglich mit Knieschmerzen auseinanderzusetzen bedeutet für das Gehirn, Erinnerungszellen zu bilden, die dann auch mal überreagieren.

Auf der anderen Seite kommen Begleiterkrankungen wie Bluthochdruck, Zucker, Fettstoffwechselstörungen, Osteoporose hinzu. Der typische Ü-70 Patient nimmt mehrere Medikamente ein. Hier die entsprechenden Schmerzmedikamente abzustimmen, haben die meisten Ärzte nicht gelernt. Sogenannte *Schmerzmediziner* sind in der Regel Ärzte, die spezielle Schmerzspritzen oder Schmerzmedikamente verordnen können. Der Umgang mit anderen Erkrankungen und Medikamente bei Älteren, welche nötig wären, ist dagegen unbekannt.

Besonders auffällig ist die Situation in Pflegeheimen, wo dann ein Hausarzt möglicherweise die Betreuung übernommen hat. Ein Konzept, das die verschiedenen Erkrankungen des Älteren übernimmt, besteht nicht. Ein Hausarzt einzeln ist alleine auf weiter Flur und kennt auch keine andere Antwort, als bei Schmerzen das sechste oder siebte Medikament zu geben.

Dabei ist nicht so sehr die Schmerzfreiheit Ziel, sondern die Verbesserung der Lebensqualität. Nicht dass man ein Analgetikum gibt, damit die Kniearthrose nicht schmerzt, sondern die Bewegungsmöglichkeit des Knies wäre das Ziel. Die Älteren wollen am gesellschaftlichen Leben teilhaben und sich beteiligen, kognitive Funktionen wieder stärken. Daher wäre eine multimodale Therapie nötig. Von Bewegungstherapie bis zur Beschäftigungstherapie. Dann benötigt man nur die Hälfte der Medikamente.

Die Altenpfleger und -Pflegerinnen können viel besser mitteilen, ob ihre Schützlinge Schmerzen haben. Demenzkranke sind häufig nicht in der Lage, Schmerzen zu verbalisieren. Menschen im Alter haben kognitive Leistungseinschränkungen und können nicht sich so äußern wie jüngere Menschen.

Auch Angehörige können durch die Nähe und den vermehrten Zeitaufwand eher über Schmerzen beim Älteren berichten. Daher sollten auch Angehörige in ein *Team* im Pflegeheim mit einbezogen werden. Realität ist, dass einige Angehörige eher unerwünscht sind.

Schlafstörungen bei Älteren führen auch zu schlechter Stimmungslage und zur Verstärkung von Schmerzerleben. Depressionen sind bei Älteren häufiger vorzufinden. Dann findet ein sozialer Rückzug statt, der dazu führt, dass Schmerzen unterdrückt werden.

Ein weiteres Problem im Alter ist, dass der Stoffwechsel nicht mehr so funktioniert. Der Medikamentenabbau ist anders und evtl. reduziert. Es kommt leichter zu Kumulationen von Medikamentensubstanzen mit entsprechenden Nebenwirkungen. Dann ist nicht selten die Schleimhaut trockener und das Schlucken der Tabletten schwieriger.

Bestimmte Medikamente aus dem Repertoire des Mediziners verbieten sich bei Älteren sehr häufig, nicht steroidale Antirheumatika kommen oft nicht in Betracht. Trizyklische Antidepressiva sind mitunter ebenso nicht einsetzbar. Opioide beeinträchtigen evtl. die Atemfunktion und die Darmentleerung. Daher sind eben die nicht medikamentösen Therapien von Vorteil: Bäder, Krankengymnastik, physikalische Therapie wie Ultraschall, Iontophorese etc.

Kognitive Störungen im Alter führen dazu, dass Schmerzen bei Älteren nicht erkannt werden. Nonverbale Zeichen sind umso wichtiger. Der Gesichtsausdruck ist wichtig. Unruhe, offener Mund, Gangstörungen sind häufig zu finden.

Alter und Corona

SARS-CoV-2-Ausbrüche in Alten- und Pflegeheime wurden gefürchtet. COVID-19-Schutzimpfungen konnten die Gefahren deutlich minimieren.

Eine hohe Impfrate beim Personal von Gesundheits- und Pflegeeinrichtungen trägt erheblich zum Schutz der älteren Bevölkerung bei, allerdings besteht in manchen Regionen und Einrichtungen noch enormer Optimierungsbedarf.

Durch eine Impfpflicht bei Mitarbeitern aller Gesundheits- und Pflegeeinrichtungen könnten auch erneute Beschränkungen für Langzeit-Pflegeheime vermieden werden, die die Bewohner in den vergangenen Wellen der Pandemie immens belastet und zu vielfältigen Kollateralschäden geführt haben. Erneute Beschränkungen für Pflegeheimbewohner müssen daher so gering wie möglich gehalten werden.

Um dies zu ermöglichen, fordert die *Deutsche Gesellschaft für Geriatrie* neben der Impfpflicht für Mitarbeiter von Gesundheits- und Pflegeeinrichtungen auch eine flächendeckende Booster-Impfung der älteren Bevölkerung mit besonderem Augenmerk auf die Bewohner und Mitarbeiter von Gemeinschaftseinrichtungen. Zudem fordert die Fachgesellschaft einheitliche, engmaschige und finanzierte Testkonzepte für Mitarbeiter, Bewohner und Besucher von Gemeinschaftseinrichtungen, um Beschränkungen für die Bewohner zu vermeiden.

Die aktuell erneut aufgetretenen Infektionscluster in Pflegeheimen zeigen, dass der nachlassende Impfschutz nicht nur ein individuelles Risiko darstellt. Gerade Gemeinschaftseinrichtungen der Altenpflege sind vor dem Hintergrund der nachlassenden Impfwirkung erneut bedroht.

Dies ist ein kurzer Ausschnitt der Impfdiskussion bezüglich Älterer. Es spiegelt gut den Umgang mit Älteren wider. Zum einen sieht man die Fürsorge des Staates, zum anderen die Vulnerabilität der Älteren. Bei Operationen und Eingriffen ist der Erfahrungsschatz aus *Corona* so, dass man gegenüber Älteren wesentlich reservierter geworden ist, wenn es um eine Versorgung mit höherem Risiko geht, denn Ältere werden als Risiko angesehen. Außerdem kann man Ältere in Seniorenheimen einquartieren, ständig Corona-Tests von Besuchern abverlangen, Mundschutz aufsetzen und so die Hürden einer operativen Versorgung hochsetzen.

In den vergangenen Monaten haben alle Menschen viel über Hygieneregeln, Disziplin und gegenseitige Rücksichtnahme gelernt. Daher ist es auch an der Zeit, darüber nachzudenken, wie sich Familien vernünftig wieder treffen können. Die Bundesregierung hat die Kontaktbeschränkungen entsprechend gelockert, aber eine Infizierung von Menschen in Risikogruppen soll durch entsprechende Regeln weiter vermieden werden. Es sind auch alle schwierigen Aspekte der Kontaktbeschränkung und Isolation, die unbestritten negative Folgen auf das seelische und körperliche Wohlbefinden haben, zu beachten. Die Stigmatisierung, welche man betreibt, bleibt sonst nicht aus.

Da vor allem alte Menschen von Covid-19 und schweren Krankheitsverläufen betroffen sind, hat kürzlich die *AG pneumologische Altersmedizin* eine Stellungnahme mit Empfehlungen zur Therapie geriatrischer Patienten mit Covid-19 veröffentlicht: Wegen der Komorbiditäten muss ganz besonders bei geriatrischen Patienten differenziert werden, ob die Symptome durch Sars-CoV-2 oder eine andere Erkrankung bedingt sind.

Patientenwille und Triage

Das Bundesverfassungsgericht hat vom Gesetzgeber gefordert, eine verbindliche Regelung bei Versorgungsengpässen festzulegen. Bei knappen Behandlungskapazitäten dürfen behinderte und alte Menschen nicht benachteiligt werden.

Gerade das Gut *Operationen* ist ein Musterbeispiel, wo eine Triage tagtäglich erfolgt: Bekommt ein 80-Jähriger noch eine künstliche Niere?

Die Berücksichtigung von Patientenwille und Triage von Patienten hinsichtlich invasiver Maßnahmen geschieht in der Geriatrie bereits unabhängig von Covid-19-Routine. Der Patientenwille bezüglich Reanimation und Intubationsbeatmung wird in den meisten geriatrischen Abteilungen bei stationärer Aufnahme regelhaft erfasst und für alle Mitarbeiter sichtbar und schnell erkennbar in der Dokumentation festgehalten. Triage ist auch in der Pneumologie weit verbreitet, in der chronisch Lungenkranke mit Lungenerkrankungen bezüglich Intensivmedizin und Intubation triagiert werden. Sind zwei medizinische Disziplinen mit der Patientenversorgung beauftragt, sollte getrennt triagiert werden, um Unterschiede zu erkennen und einen Erfahrungsaustausch zu ermöglichen. Bezüglich Operationen und Eingriffen muss es daher auch gefordert werden, dass der Operateur sich mit dem Geriater abstimmen muss, inwiefern der geplante Eingriff sinnvoll ist. Leider gibt es hierzu keinen Austausch der beiden Disziplinen untereinander. Der betroffene Patient hätte mit der Besprechung und deren Ergebnis eine gute weitere Basis, um zu entscheiden, ob er dem Eingriff zustimmt oder verweigert.

Medikamentöse Therapie und Polypharmazie

Hausärzte werden dieses Problem kennen: Multimorbidität und Polypharmazie. Polypharmazie bedeutet nicht nur eine hohe Anzahl von Medikamenten, sondern Medikamente, die sich gegenseitig beeinflussen, sich ausschließen oder kontraindiziert sind. Es läuft unter den Stichworten *potenziell inadäquater Medikation* und *Arzneimittelinteraktion.* Altersbedingte Veränderungen wie *Pharmakokinetik* und *Pharmakodynamik* sind zu beachten. Operationen und Eingriffe bei Älteren stehen auch für eine hohe Beachtung der *Polypharmazie.* Es gibt kaum Forschung darüber, welche Risiken bestimmte Operationen und Eingriffe bei Patienten mit Polypharmazie bestehen. Sowohl der Patient als auch der Arzt sind häufig überfordert zu bestimmen, in welchem Verhältnis Risiko und Nutzen sich gegenüberstehen.

Operationen und ihre Grenzen

Es ist ärztliche Aufgabe, die Indikation zur intensivmedizinischen Behandlung, aber auch für eine Indikation zur Therapiebegrenzung zu stellen. Dies sollte möglichst nach dem Vier-Augen-Prinzip erfolgen, mit fachärztlicher Expertise. Danach sind die Einwilligungsfähigkeit und der geäußerte Patientenwille zu ermitteln (ggf. mit Unterstützung von Betreuungsbefugten bzw. Vorsorgebevollmächtigten). Im Falle einer klinischen Verschlechterung trotz Erschöpfung der indizierten und gewünschten medizinischen Maßnahmen ist es ärztliche Pflicht, eine bestmögliche Symptomlinderung und ggf. Sterbebegleitung zu gewährleisten. Es sollte eine verpflichtende Abstimmung zwischen Geriater und Operateur geben, bei der schriftlich das Ergebnis festgehalten wird, ob eine Operation indiziert oder nicht indiziert ist.

Bettenbedarfsplan und Altersmedizin

Mit Blick auf den demografischen Wandel soll auch die Altersmedizin in Bayern ausgebaut werden, so ein Gesundheitsminister aus Bayern. Unterm Strich sollen künftig 2700 akutgeriatrische Betten sowie acht akutgeriatrische Tageskliniken mit insgesamt 173 Plätzen im Freistaat zur Verfügung stehen. Unter anderem stimmte der Gesundheitsausschuss des Landtages in Bayern einer Bedarfsfeststellung für 20 Plätze einer akutgeriatrischen Tagesklinik am *Regiomed-Klinikum* Coburg zu. Auch an der *Schlossklinik Rottenburg* in Niederbayern soll eine Akutgeriatrie etabliert werden, für die fünf neue stationäre Betten bewilligt wurden.

Damit verfügt Bayern laut Gesundheitsministerium über mehr als 2700 akutgeriatrische Betten sowie acht akutgeriatrische Tageskliniken mit insgesamt 173 Plätzen. Gerade wenn Unfälle mit evtl. operationspflichtigen Folgen anstehen, sind solche Abteilungen nützlich, um entsprechende Vorversorgungen zu betreiben. Patienten können dann operabel gemacht werden. Es ist Fachpersonal da, bei dem ein Operateur Rat holen kann, welche individuelle Risiken neben den Operationsrisiken bestehen.

Altersmedizin und Forschung

Nicht nur Organe wie Herz, Lunge oder Hirn altern, auch Immunsystem und Immunzellen zeigen im Laufe des Lebens altersbedingte physiologische Schwächen.

»Eine der Kernfragen der Humanbiologie ist das Verstehen, warum wir altern. Die alltägliche Erfahrung zeigt, dass der Unterschied zwischen kalendarisch gleich alten Individuen ganz erheblich sein kann«, sagt Professor Dr. Helmut Frohnhofen, leitender Arzt Altersmedizin, Universitätsklinikum Düsseldorf. (Siehe www.web.de/magazin vom 17.09.2019.)

Daher ist die Indikation für eine Operation oder einen Eingriff schwer an Altersgrenzen festzumachen. Also versucht man, mehr Daten zu gewinnen. Allerdings ist die Forschung einseitig. Hoffnungsträger soll die künstliche Intelligenz (KI) sein. Bekanntlich gibt es bezüglich KI und deren rasanter Entwicklung auch kritische Stimmen. Insbesondere das Thema *Big Data* in der Medizin wird auch nach Ansicht von Professor Dr. Gerd Antes aus Freiburg, ein bekannter Epidemiologe, viel zu unkritisch gesehen.

Als wichtigste Quelle gesicherten Wissens gelten in der Medizin bekanntlich randomisierte und kontrollierte klinische Studien sowie Metaanalysen. Da diese klinischen Prüfungen aber stets experimentellen Charakter haben, ist ihr Nutzen für den klinischen Alltag grundsätzlich begrenzt, wobei es allerdings große Unterschiede zwischen den Untersuchungen gibt. Operationsstatistiken werden eher häufiger jüngeres Klientel im Blick haben. Rückschlüsse über Ältere sind daher schwierig.

Mehr Nähe zum klinischen Alltag und bessere Diagnose- und Therapiemöglichkeiten versprechen sich viele Akteure im Gesundheitswesen von *Big Data*, von medizinisch relevanten Daten, die z. B. mit Hilfe von Apps und Fitnesstrackern generiert werden können. Es gebe hervorragende Apps oder Erinnerungssysteme, die insbesondere in der Altersmedizin die Versorgung erleichtern, heißt es. Die Vermutung, dass mehr Daten automatisch auch zu mehr Wissen führen, ist nicht belegbar. Im Gegenteil: Mehr Daten können auch mehr Fehler bedeuten, was ein großes Risiko in der Patientenversorgung darstellt.

Ein weiteres Argument für einen kritischen Umgang mit KI ist die große Entfremdung der Bevölkerung von der Medizin. Alle wollen mehr Sprechzeiten und persönliche Zuwendung. Aber alles, was jetzt gerade passiert im Hinblick auf die Digitalisierung und KI, geht in eine ganz andere Richtung. Das trifft massiv die älteren Patienten. Neue Technologien bringen zwar neue Möglichkeiten und damit Vielfalt mit sich, haben jedoch ernsthafte Nebenwirkungen, die mit hoher Priorität ebenfalls betrachtet werden müssen.

Altersmedizin ist Individualmedizin

Wichtig ist, wie die Versorgung von Patienten mit Demenz vor, während und nach der Operation optimiert werden kann. Um herauszufinden, wer eine Begleitung benötigt, werden Risikopatienten in der Notaufnahme gescreent. Wenn ältere Patienten in der Aufnahmesituation kognitiv eingeschränkt sind, sind sie damit automatisch Risikopatienten. Und das ist bei mehr als 70 Prozent aller Patienten der Fall, die älter als 65 Jahre sind und eine operationspflichtige Fraktur haben. Der Patient bekommt in der Box alle Hilfsmittel mit in den OP, die er zum Leben braucht, also z. B. Brille und Hörgerät. Und das bekommt er alles nach der OP sofort wieder.

Operationen und Intensivtherapie

Nach der Operation gilt es vor allem auf Intensivstationen, ein postoperatives Delir zu vermeiden. Besonders gefährdet sind die geriatrischen Patienten, die ruhig und wenig aktiv sind. Der hypoaktive Patient macht auf der Intensivstation zwar wenig Arbeit, aber der Eindruck ist falsch, weil die Diagnose spät und vielleicht zu spät gestellt wird.

Zu einem Umdenken soll es künftig in der Versorgung von älteren Menschen mit Knochenbrüchen kommen. Denn in der Alterstraumatologie sollen Unfallchirurgen und Altersmediziner im multiprofessionellen Team zusammenarbeiten. In Deutschland gibt es jedes Jahr rund 120.000 hüftnahe Oberschenkelbrüche. Die 30-Tage-Mortalität bei älteren Menschen mit Knochenbrüchen nachhaltig um 20 Prozent sinkt, wenn eine Klinik mit einem orthopädisch-geriatrischen Fallmanagement arbeitet. Das sind 2.000 Tote pro Jahr weniger.

Typisch für Geriatrie-Patienten sei, dass sie nicht nur an einer Krankheit litten, sondern mehrere gesundheitliche Probleme gleichzeitig hätten. Oft sind sie auch pflegebedürftig.

Zu den jetzt definierten medizinischen Kriterien, die eine Krankenhausbehandlung alter Menschen erfordern, gehören unter anderem Verletzungen durch Stürze, Demenz, chronische Schmerzen, Lähmungen oder Wunden, die kontinuierlich behandelt werden müssen. Bisher ist zwischen Krankenhäusern und Kassen oft strittig gewesen, ob in bestimmten Fällen eine stationäre Akutbehandlung wirklich notwendig ist.

Laut Krankenkasse *Barmer* kostet die Behandlung in einer der neun spezialisierten geriatrischen Fachkliniken in Thüringen rund 7.000 Euro pro Patient. Die Kasse drängt wie auch andere Kassen darauf, dass das Reha-Angebot für Geriatrie-Patienten in Thüringen aufgestockt wird. Bisher gibt es im Freistaat keine auf Alterserkrankungen spezialisierte Rehabilitationsklinik.

Nach Zahlen des Landesamtes für Statistik sind mehr als die Hälfte der knapp 600.000 jährlich in Kliniken des Landes behandelten Menschen älter als 60 Jahre. 2016 lag der Anteil der 75- bis 80-Jährigen unter den Klinikpatienten bei rund 13 Prozent.

Jeder zweite Hausarzt-Besuch von Patienten über 80 geht auf Schwindelgefühle und damit verbundene Gleichgewichtsstörungen zurück. Bei den über 70-Jährigen habe etwa jeder dritte Hausarzt-Besuch diesen Grund. Durch den demografischen Wandel dürfte die absolute Zahl der Betroffenen weiter steigen. Schwindel wird zu einem immer wichtigeren Thema in der Altersmedizin.

Es sind klassisch geriatrische, multimorbide Patienten. Sie haben nicht nur ein internistisches Grundproblem, sondern eingeschränkte Mobilität und Verlust der Autonomie. Die geriatrischen Besonderheiten in der Intensivmedizin sind nicht aus den Augen zu verlieren.

Jetzt ist in der Notaufnahme jeder vierte Patient 80 Jahre oder älter. 35 Prozent der Patienten sind über 70 Jahre. Bei Älteren kann man beispielsweise durch moderne, nicht invasive Beatmungsmethoden große Behandlungserfolge erzielen und zusätzliche Komplikationen bei multimorbiden Patienten vermeiden. Die Zahl der Beatmungstage und der Bedarf an entsprechenden Betten ist stark gestiegen.

Die Basis ist eine medizinische Grundausbildung zum Internisten über mindestens fünf Jahre. Dem folgt eine zweijährige Zusatzweiterbildung in internistischer Intensivmedizin. Anschließend sind noch 18 Monate geriatrische Weiterbildung notwendig. Um als leitender Arzt eine Intensivstation führen zu können, braucht man neben den Zusatzausbildungen der speziellen oder allgemeinen Intensivmedizin auch noch viele Jahre Führungserfahrung. Die Zusatzausbildung *Internistische Intensivmedizin* ist nicht nur wegen der medizinischen Qualität notwendig, sondern auch, um die Leistungen der Intensivstationen abrechnen zu können. Die Qualifikationen sind sehr aufwendig zu erwerben.

Zu fordern ist, dass grundsätzliches Wissen über geriatrische Patienten in die Intensivmedizin hineingehört. Moderne Intensivmedizin ohne das Wissen über den alten Menschen ist schlicht nicht mehr möglich. Dazu brauchen wir Mediziner, die sich ihr Wissen über die Schienen *Innere Medizin* und *Akutmedizin* sowie *Zusatzweiterbildung Geriatrie* aneignen und dadurch noch bessere Arbeit auf den Stationen leisten können. Noch ist dort nicht im breiten Bewusstsein angekommen, wie wichtig das geriatrische Wissen ist.

Der Zugang zum *World Wide Web* bietet speziell für Menschen im ländlichen Raum oder mit Mobilitätseinschränkungen erhebliche zusätzliche Vorteile – von neuen Lernangeboten und Zugang zu Gesundheitsinformationen und -diensten über Bankgeschäfte bis hin zu Onlinebestellungen. Leider zeigen aktuelle Untersuchungen – obwohl die Nutzung digitaler Technik bei älteren Menschen insgesamt zunimmt – dass es eine Kluft gibt. Speziell alte Menschen mit einem geringen sozio-ökonomischen Status bleiben auf der Strecke.

Laut Bundesinstitut für Bevölkerungsentwicklung nimmt die durchschnittliche Lebenserwartung bis 2060 weiter zu auf 85,0 Jahre (Männer) bzw. 89,2 Jahre (Frauen). 1871 lag der Anteil der über 80-Jährigen noch unter einem Prozent, heute gehören bereits mehr als fünf Prozent der Bevölkerung zu dieser Altersgruppe; bis zum Jahr 2060 wird mit einem Anstieg auf 14 Prozent gerechnet. Das heißt, jeder Siebte wäre im Deutschland des Jahres 2060 mindestens 80 Jahre alt. Damit wäre der Anteil 80-Jähriger und Älterer nur geringfügig niedriger als der der unter 20-Jährigen.

Je älter die Patienten, desto mehr Diagnosen sind festzustellen. Sind es bei den 45- bis 65-Jährigen noch durchschnittlich knapp sechs sog. *Nebendiagnosen*, steige diese bei den über 84-Jährigen auf über neun an.

Altersdiskriminierung bei Koloskopien

Alter alleine ist kein Grund, auf die Darmkrebsvorsorge zu verzichten. In Deutschland wird die erste Vorsorge-Koloskopie jedem ab 55 Jahren angeboten. Nach oben gibt es keinerlei Altersbegrenzung. Eine Einschränkung gilt lediglich für die zweite Darmspiegelung nach mehr als zehn Jahren: Sie ist nur vorgesehen, wenn der Patient bei der ersten Untersuchung jünger als 65 Jahre war. Dass gesunde Menschen von der Darmkrebsvorsorge auch dann profitieren, wenn sie über 80 Jahre alt sind, hat gerade wieder eine Studie bestätigt. Nach deren Ergebnissen können bis zu 10 von 1000 Leuten durch die Darmspiegelung vor einem Versterben im Zusammenhang mit einer Darmkrebserkrankung bewahrt werden.
Ganz unberührt von dieser Regel ist die Nachsorge-Darmspiegelung nach einer Abtragung von Polypen bei Patienten mit einem hohen Krebsrisiko. Es ist wissenschaftlich gut belegt, dass diese Patienten einer besonderen Überwachung bedürfen. Polypen sind potenzielle Darmkrebsvorstufen, die mit zunehmendem Alter bei immer mehr Menschen gefunden werden. Der Gastroenterologe trägt sie im Rahmen der Darmspiegelung ab und kann auf diese Weise Krebs effektiv verhindern.

Nachteile bei der Behandlung

Altersbilder beeinflussen den Umgang mit dem eigenen Alter und dem Altern anderer Menschen. Im Gesundheitssystem sind die Altersvorstellungen der Berufsträger handlungsleitend für ihren Umgang mit älteren Menschen sowie die Ausgestaltung der

Versorgung und bestimmen damit die Nutzung vorhandener Potenziale. Diese Vorstellungen sind insbesondere bei Ärzten jedoch nicht immer mit positiven Eigenschaften verbunden. So wurde die Arbeit mit älteren Patienten in Befragungen z. B. als *langweilig* und *frustrierend* bezeichnet oder ältere Menschen wurden allgemein als krank und (kognitiv) eingeschränkt wahrgenommen. Halten solche Assoziationen Einzug in den Behandlungsprozess, bedeutet das im schlechtesten Fall, dass Patientinnen und Patienten allein aufgrund ihres chronologischen Alters schlechter versorgt werden. Diese altersspezifische Benachteiligung wird insbesondere in der englischsprachigen Literatur *Ageism* genannt.

Welche Folgen *Ageism* für die medizinische Versorgung älterer Menschen haben kann, konnten Studien in verschiedenen Bereichen aufzeigen: Ältere Patienten erhalten z. B. nicht dieselben Behandlungsoptionen wie jüngere Menschen oder finden in der Gesundheitsforschung keine Beachtung. Zudem tendieren Ärzte mit negativen Altersbildern dazu, im Gespräch mit älteren Patienten im sog. *Elderspeak* zu sprechen, das heißt z. B. lauter, langsamer und bevormundend. Und auch bezüglich der therapeutischen Versorgung bei psychischen Erkrankungen sind ältere Menschen seit Langem unterrepräsentiert. Negativ geprägte Altersbilder von Ärzten können damit zu falschen Diagnosen führen, die Behandlungsqualität senken und die Patientensicherheit gefährden.

Lohnt es sich ab einem bestimmten Alter nicht mehr, in die Gesundheit eines Menschen zu investieren? Man geht davon aus, dass es eine sowohl professionelle als auch systembedingte Vernachlässigung beziehungsweise Behinderung von Prävention und Reha gibt. So werden ab einem bestimmten Alter bestimmte medizinische Leistungen im Rahmen der Sozialversicherungsträger nicht mehr zur Verfügung gestellt. Oft werde eine willkürlich von außen abgewertete Lebensqualität gegenüber den Kosten einer Behandlung gewichtet. Wenn jemand wirklich fortgeschrittenen Alters ist, wird gesagt, *der hat sein Leben gehabt.*

Dabei wird das Ausmaß der Pflegebedürftigkeit alter Menschen oft überschätzt. Es fällt eigentlich erst in der Gruppe der 80- bis 85-Jährigen ins Gewicht und betrifft dort rund 20 Prozent, bei den 85- bis 90-Jährigen 40 Prozent und bei den über 90-Jährigen 66 Prozent – noch 34 von 100 sehr alten Menschen sind also in der Lage, ihren Alltag zu meistern.

»Ältere Menschen erhalten weniger Reha«, sagt Gerd Glaeske. Es fehle an Maßnahmen wie Ergo-, Logo- oder Physiotherapie. Ziel müsse es sein, alte Menschen möglichst lange autonom, funktionsfähig, körperlich und psychisch gesund am Leben teilhaben lassen zu können.

Die Kritik: Gerade Reha-Leistungen würden zu selten realisiert. *Die Krankenkassen haben betriebswirtschaftlich betrachtet kein Interesse, durch Mehrausgaben für Rehabilitation Einfluss auf die Pflegebedürftigkeit ihrer Versicherten zu nehmen und damit Ausgaben der Pflegeversicherung zu senken*, schreiben die Experten sachlich kühl. (*focus online* vom 27. August 2018.)

Der Herzkatheter

Die koronare Herzerkrankung ist einer der häufigsten Todesursachen in Deutschland. Zum *Herzbericht 2021* zeigt sich, dass 2020 insgesamt 121.462 Menschen an den Folgen der koronaren Herzerkrankung verstorben sind. Darunter waren 44.529 Todesfälle wegen Herzinfarkt. Weiterhin ist die koronare Herzerkrankung Hauptursache für eine Herzinsuffizienz. Alleine im Jahr 2020 starben 34.885 mehr Menschen an Herzinsuffizienz. In diesem Zusammenhang ist natürlich eine Herzkatheteruntersuchung eine sinnvolle Maßnahme. Auf der anderen Seite ist bekannt, dass der Job eines Klinikdirektors darin besteht, Krankenhausbetten zu füllen. Wenn ein teurer Operationssaal unterhalten wird, kann gerne mal eine Herzkatheteruntersuchung folgen. Jens Baas von der *Technikerkrankenkasse* hat dies dem Nachrichtenmagazin *ZEIT* aus dem Jahre 2022 so mitgeteilt. Auch der für Management im Gesundheitswesen an der Fakultät *Wirtschaft* der *Technischen Universität Berlin* lehrende Professor Reinhard Busse hat in einem Interview mit der *taz* die Ansicht vertreten, 800 von 1400 Kliniken in Deutschland seien verzichtbar. So würden jeden Tag 500 Menschen in Deutschland einen Herzinfarkt erleiden und 300 Krankenhäuser würden sich um solche Menschen *kümmern*. Das durchschnittliche Krankenhaus hat aber erstens keinen Herzkatheter und zweitens keinen Kardiologen, der rund um die Uhr da wäre. Letztendlich bemängelt Professor Busse, dass jedes Krankenhaus sich insgesamt zu wenig Erfahrung aneignen kann. Daher wird eine Mengenausweitung auf Herzerkrankungen die Folge sein. Will jedes Krankenhaus mindestens einen Herzinfarkt pro Tag als Patienten sehen, dann brauchen wir nach Ansicht von Herrn Busse nur 500 Krankenhäuser, denn nur ein belegtes Bett kann Geld erwirtschaften. Ob allerdings genannte Mindestmengen ein Garant für Qualität sind, ist mehr als fraglich. (Siehe *Tagesspiegel* vom 22.09.2021.)

Zum anderen ist zu bedenken, dass es viele andere Gründe gibt, warum wir in der Breite viele Krankenhäuser haben. Gerade die Nichtspezialisierung ist ein Merkmal des Landeskrankenhauses, in dem viele geriatrische Patienten eine Versorgung erhalten und die eben keinen Herzkatheter brauchen.

Professor Wehkamp von der *Hochschule für angewandte Wissenschaften* in Hamburg und Professor Heinz von der *Hochschule für Wirtschaft und Recht* in Berlin haben in einer Studie 2018 festgestellt, dass rein aus finanziellen Gründen unnötige Operationen in Krankenhäusern stattgefunden hätten. Im Mai 2018 erfolgte in der Sendung *Plusminus* in der ARD ein Betrag, in dem es um einen Fall in Hamburg ging, bei dem 2010 im medizinischen Versorgungszentrum ein Geschäftsführer von seinen Ärzten 20 Herzkatheteruntersuchung pro Tag verlangt haben soll. Bei Nichterfüllung habe er mit Gehaltsabzug gedroht.

Ein Herzkatheter kommt zum Einsatz, um Erkrankungen des Herzens, der Herzklappen oder der Herzkranzgefäße auf einem Monitor sichtbar zu machen. Bei einem Herzkatheter handelt es sich um einen feinen, biegsamen Kunststoffschlauch. Er wird unter Röntgenkontrolle durch ein Blutgefäß bis zum Herzen vorgeschoben. Dabei unterscheidet man zwischen zwei Arten der Herzkatheteruntersuchungen:

Die erste ist der sog. *Rechtsherzkatheter* (auch *Venöser* oder *Einschwemm-Katheter*). Hierbei wird der Katheter über eine Vene in der Leiste oder der Armbeuge bis in die rechte Herzkammer und die Lungenschlagader vorgeschoben. Er hat einen kleinen aufblasbaren Ballon an der Spitze und wird so mit dem strömenden Blut eingeschwemmt. Nun kann man z. B. den Druck der rechten Herzkammer und der Lungenschlagader messen. Um die rechte Herzkammer, den Blutfluss und die Funktion der Herzklappen beurteilen zu können, wird über den Katheter ein Kontrastmittel gespritzt.

Die zweite Form der Untersuchung ist der *Linksherzkatheter* (auch *arterieller* oder *großer Katheter*). Er wird über eine Schlagader (Arterie) in der Leiste, Armbeuge oder dem Handgelenk bis in die linke Herzkammer vorgeschoben. Mithilfe eines Kontrastmittels lassen sich sowohl die linke Herzkammer, die Aorta (Hauptschlagader), die Funktion der Herzklappen und der Blutfluss beurteilen. Die Untersuchung mit einem Linksherzkatheder ist die häufiger verwendete Methode. Hierbei ist mittels einer dazugehörigen Röntgenuntersuchung die Untersuchung der Herzkranzgefäße möglich, indem man ein Kontrastmittel injiziert. Somit kann man nach möglichen Verengungen suchen. Bestätigt sich der Verdacht auf eine Herzkranzgefäßverengung (koronare Herzkrankheit, KHK), kann diese gleich mitbehandelt werden. Die verengte Stelle kann direkt mithilfe des Ballons geweitet werden. Nun kann auch ein *Stent* (Gewebestütze aus Metall) eingesetzt werden, damit das Gefäß offenbleibt. Allerdings wird durch eine Linksherzkatheder-Untersuchung (Koronarangiografie) nicht immer klar, ob ein verengtes Gefäß geweitet werden muss. Mittels eines flexiblen Drahts mit einem eingebauten Sensor, der durch das verengte Gefäß geschoben wird, misst man den Druck vor und nach der Engstelle. Je größer der Druckunterschied, desto stärker ist der Blutfluss in Richtung Herz gestört. Der gemessene Wert wird *Fraktionelle Flussreserve* (FFR) genannt.

Bei beiden Untersuchungsformen können Gewebeproben entnommen werden oder mögliche Ursachen von Herzrhythmusstörungen ersehen werden. Ärzte können mit speziellen Kathetern messen, wie viel Liter Blut pro Minute durch das Herz gepumpt werden, und somit beurteilen, ob die Herzleistung eingeschränkt ist oder nicht.

Indikation einer Herzkatheteruntersuchung

Eine Herzkatheteruntersuchung kommt vor allem infrage bei Kurzatmigkeit, Brustschmerzen und Beklemmungsgefühlen oder nach einem Herzinfarkt. Mit dem Linksherzkatheter können Lage und Ausmaß einer möglichen Verengung der Herzkranzgefäße bestimmt werden,

- bei einer koronaren Herzkrankheit oder
- bei Verdacht auf eine krankhafte Veränderung oder einer Funktionsstörung der Herzklappen,
- vor einer Herzoperation (bei geplanten Herzklappen- oder Bypassoperationen werden vorher mit einem Herzkatheter mögliche Veränderungen am Herzmuskel und an den Herzkranzgefäßen geprüft) und
- zur Entnahme von Gewebeproben (z. B. bei einer Herzmuskelentzündung).

Zur Vorbereitung ist es wichtig, dem Arzt mitzuteilen, welche bekannten Erkrankungen der Patient vorweist, z. B. Diabetes, Blutgerinnungsstörungen, Entzündungen und Allergien. Ebenso muss der Arzt wissen, welche Medikamente der Patient einnimmt (Betablocker, Antidiabetika, Gerinnungshemmer …).
Vor dem jeweiligen Eingriff sind ein EKG, eine Blutdruckmessung sowie ein Blutbild erforderlich. Das Blutbild gibt Aufschluss über die Blutgerinnung sowie über die Nieren- und Schilddrüsenwerte. Diese sind wichtig, wenn z. B. ein jodhaltiges Kontrastmittel gespritzt werden soll.
Eventuell können auch weitere Untersuchungen, z. B. das Röntgen der Lunge oder eine Ultraschalluntersuchung notwendig werden.

Der Ablauf einer Herzkatheteruntersuchung

Der Eingriff kann sowohl in einem Krankenhaus als auch in einer speziellen Praxisklinik (ambulant) durchgeführt werden.

Circa sechs Stunden vor dem Eingriff darf nichts mehr gegessen werden. Die Einstichstelle (auch Punktionsstelle genannt) wird bei Bedarf rasiert und örtlich betäubt. Auf Wunsch erhält der Patient ein Beruhigungsmittel.

Das Gefäß wird punktiert und der Katheter eingeführt. Dabei erfolgt eine ständige Sichtkontrolle auf einem Monitor. In der Regel spürt man davon nichts, da die Innenwände der Gefäße schmerzunempfindlich sind.

Welche Risiken hat eine Herzkatheteruntersuchung?

Die Herzkatheteruntersuchung gilt im Allgemeinen als sichere Untersuchungsmethode. Sie wird als *minimalinvasiv* bezeichnet, denn für den Zugang zum Herzen sind keine großen Schnitte notwendig. Bei etwa einem Prozent der Untersuchungen kommt es allerdings zu Komplikationen. Das klingt zwar wenig, aber da es sich hierbei um eine Untersuchung am Herzen handelt, können diese Komplikationen für den Betroffenen schwerwiegend sein.

Zu den Risiken gehören:
- Blutungen und Blutergüsse an der Einstichstelle
- allergische Reaktionen auf das Kontrastmittel (z. B. Juckreiz, Schwellungen, Atemnot oder sogar ein Kreislaufschock)
- (meist vorübergehende) Herzrhythmusstörungen
- Verletzungen von Gefäßen und Nerven
- ein akuter Herzinfarkt oder Schlaganfall

Das Risiko steigt, wenn schon schwere Herz- oder Begleiterkrankungen bestehen.

Gibt es konservative Behandlungsmethoden zur Herzkatheteruntersuchung?

Prof. Eike Nagel, Direktor des *Instituts für Experimentelle und Translationale Kardiovaskuläre Bildgebung* der *Goethe-Universität zu Frankfurt am Main* hat das MRT als Alternative an 918 Patienten getestet. In der Studie ging es darum, ob ein MRT zu gleichen Ergebnissen führt wie eine Herzkatheteruntersuchung.

Dazu wurden die Patienten in zwei Gruppen aufgeteilt. Die eine Gruppe erhielt die Standarddiagnostik mit einem Herzkatheter und einer zusätzlichen Druckmessung der Koronararterien. Die andere Gruppe wurde nicht invasiv mit einem MRT untersucht. Wenn im MRT eine signifikante Stenosierung der *Koronarien* nachgewiesen wurde, planten die Forscher mithilfe einer Katheteruntersuchung das weitere Vorgehen.

Das Ergebnis war, dass weniger als die Hälfte der MRT-Gruppe einen diagnostischen Herzkatheter benötigten und weniger der untersuchten Patienten bekamen eine Gefäßerweiterung (36 zu 45 %). Dies zeigt eindeutig, dass sich durch ein MRT Herzkatheteruntersuchungen sowohl zur Diagnostik als auch zu therapeutischen Zwecken einsparen lassen. Weiterbestehende oder erneute Beschwerden, Komplikationen oder Todesfälle waren in beiden Gruppen gleich.

Vorteile des MRT sind z. B., dass der Patient nur eine kleine Kanüle gesetzt bekommt und keinen Strahlen ausgesetzt ist.

In Großbritannien wird diese Untersuchung durch die nationale Krankenkasse bezahlt, während man in Deutschland den Einzelfall mit der Krankenkasse verhandeln muss.[5]

Auch das CT bietet eine Alternative

Prof. Marc Dewey von der *Klinik für Radiologie* am Campus *Charité Mitte* konnte mittels einer Studie zeigen, dass ein CT ebenfalls eine Alternative zur Herzkatheteruntersuchung sein kann.

Für diese Studie wurden die Daten von 5.300 Patienten aus 65 anderen Studien genutzt. Die statistischen Ergebnisse zeigten, dass sich ein Herz-CT dann eignet, wenn die Patienten eine geringe bis mittlere Wahrscheinlichkeit haben, an einer koronalen Herzkrankheit zu leiden. Mit einer Herz-CT lässt sich bei einer sehr guten Wahrscheinlichkeit zuverlässig ermitteln, ob Gefäßverengungen vorliegen oder nicht. Liegt die Wahrscheinlichkeit einer Verengung der Herzkranzarterie höher, ist eine Herzkatheteruntersuchung notwendig, da voraussichtlich therapeutische Eingriffe notwendig sind.

Bei einer CT werden Tausende Röntgenbilder zu einem dreidimensionalen Bild verarbeitet. Auch hier bekommen die Patienten ein Kontrastmittel gespritzt, um die Gefäße sichtbar zu machen. Auch wenn Röntgenstrahlen und Kontrastmittel zum Einsatz kommen, ist die CT schonender als die

---

[5] Quelle: *Bayer Vital GmbH*, Leverkusen (Stand 30.10.2021) siehe auch: Eike Nagel und andere, *Magnetic Resonance Perfusion or Fractional Flow Reserve in Coronary Disease 2019*, *New England Journal of Medicine* 27 Mai 2020

Herzkatheteruntersuchung.[6]

Die Myokardszintigrafie (MSZ)

Vor allem niedergelassene Nuklearmediziner bieten diese Untersuchung an, die übrigens von der gesetzlichen Krankenkasse bezahlt wird.

Für die MSZ wird eine leicht radioaktive Substanz genutzt, die zur Bestimmung der Herzdurchblutung sowohl bei körperlicher oder medikamentöser Belastung als auch in Ruhephasen benötigt wird. Die Strahlenexposition entspricht der einer CT.

Die Vorteile einer MSZ sind die kurze Dauer von weniger als 30 Minuten und dass, wenn sie unauffällig ist, keine Herzkatheteruntersuchung notwendig ist.

2019 erfasste die *Kassenärztliche Bundesvereinigung* bei gesetzlich Versicherten mehr als 200.000 MSZ jährlich, bei Privatversicherten circa 100.000. Betrachtet man die Zahlen allerdings weltweit, ist die MSZ das am meisten genutzte bildgebende Verfahren, um die Durchblutungssituation am Herzen zu untersuchen.

Dies zeigt, dass das deutsche Gesundheitssystem sowie die Kardiologen das Mittel der Myokardszintigraphie insbesondere bei Patienten, die Risikofaktoren aufweisen, vorab einsetzen sollten.

Natürlich kann man Statistiken über das Internet erhalten. Das Problem liegt darin, dass gerade Ältere keinen Zugang zu digitalen Hilfsmitteln haben. Die Gründe hierfür sind unterschiedlich. Schulungen und Kurse für Ältere sind allerdings keine Lösung, es

---

[6] Quelle: www.gesundheitsstadt-berlin.de (Stand 30.10.2021)

muss auch immer ein nicht-digitales Angebot geben. Denn gerade gesundheitliche Einschränkungen können sonst zum unüberwindlichen Hindernis werden, wenn z. B. die Augen nicht mehr funktionieren.

Letztlich ist aber auch die Nennung von Statistiken für viele Patienten nicht zielführend. Wie soll man die Zahlen aus den Statistiken deuten? Es mangelt dann an grundlegenden Kenntnissen, die Dinge richtig einzuordnen. Nur in Zusammenhang mit einem Gespräch mit dem Behandler kann man die Zahlen deuten. Daher ist die geforderte Kenntnis der Digitalisierung bei Älteren nur ein Punkt.

Fallzahlen

Die Fallzahlen der Herzkatheteruntersuchungen steigen jährlich. 2012 verzeichnete man noch rund 900.000, 2018 waren es bereits über eine Million Untersuchungen.

	2017	2018	2019	2020
Rechtsherzkatheterunter -suchung	101.915	96.093	94.779	87.143
Transarterielle Linksherzkatheterunter- suchung	843.944	825.533	853.156	766.324
Transseptale Linksherzkatheterunters uchung	74.762	85.191	92.992	92.648

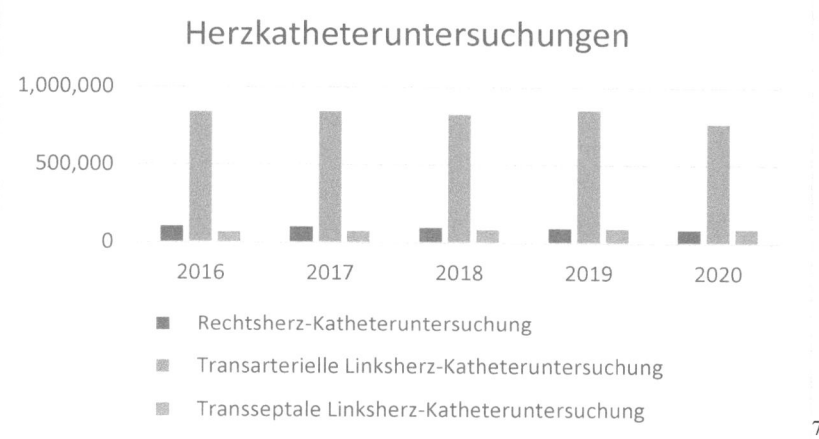

Herzkatheteruntersuchungen

- Rechtsherz-Katheteruntersuchung
- Transarterielle Linksherz-Katheteruntersuchung
- Transseptale Linksherz-Katheteruntersuchung

7

Der Kardiologe Sigmund Silber aus München hat festgestellt, dass in keinem Land in Europa unter Berücksichtigung der Einwohnerzahl so viele Herzkatheteruntersuchungen durchgeführt werden wie in Deutschland. Dagegen werden Ischämie-Tests viel zu wenig in Deutschland durchgeführt. Der Ischämie-Test ist ein Stresstest für das Herz, bei dem die Durchblutung des Herzens bei Belastung gemessen wird. Diese Tests wären notwendig, um eine Indikation für einen Stent zu begründen.

Der Einsatz der Myokardszintigraphie würde in der Aussage, ob eine relevante Herzerkrankung vorliegt, deutlich helfen. Viele invasive Verfahren würde man den Patienten ersparen. Bei einer stabilen koronaren Herzerkrankung wäre genug Zeit abzuklären, ob ein Stent nötig ist.

Stents sind zweifelsohne häufig nötig und auch lebensrettend. Eine bildgebende Diagnostik reicht aber meist aus und so kann eine

---

[7] Quelle: Statistisches Bundesamt; *Destatis* (Abrufdatum 20.11.2021)

Herzkatheteruntersuchung oft vermieden werden.[8]

Ein Gebiet, das derzeit nicht viel Geld für die Kliniken erbringt, ist die Kinderheilkunde.

80 Prozent der Kinderkliniken haben in den letzten Jahren die Zahl ihrer Betten reduzieren müssen, sogar im Intensivbereich. In den Praxen mussten die niedergelassenen Kinderärztinnen und -ärzte daher zunehmend schwer kranke und chronisch kranke Kinder und Jugendliche mitversorgen. Gleichzeitig wächst die Zahl der kleinen Patientinnen und Patienten, denn die Zahl der Geburten habe in den letzten Jahren zugenommen, ebenfalls die Zahl der Kinder aus Flüchtlingsfamilien.

Neben Infektionskrankheiten müssen Kinderärztinnen und -ärzte verstärkt die sog. *neuen Krankheiten* behandeln, vor allem Übergewicht und sozial bedingte Entwicklungsstörungen.

Lange und stressige Arbeitstage bei fehlenden finanziellen Anreizen und damit auch fehlender gesellschaftlicher Wertschätzung führen heute schon dazu, dass es kaum noch ärztlichen Nachwuchs für freie Praxissitze in der Kinderheilkunde gibt. Etwa ein Drittel der Kinder- und Jugendärztinnen und -ärzte wird in den kommenden fünf Jahren in Rente gehen.

Kinder haben in der Politik offenbar keine Lobby und die Kinder- und Jugendmedizin damit auch nicht. Die derzeitige dramatische Situation beleuchtet diesen Skandal.

Der Koalitionsvertrag der derzeitigen Ampelkoalition hatte den Anspruch, Finanzierung für Pädiatrie und Geburtshilfe auf neue Beine zu stellen. Die Regierungskommission *Krankenhaus* hat dieses Ziel aufgegriffen und in eine Empfehlung übersetzt, wie diesen

---

[8] Quelle: *Deutsches Ärzteblatt* 106133 (19.09.2019)

Fächern kurzfristig zusätzliche Finanzmittel zur Verfügung gestellt werden können. Die Unterstützung für die Geburtshilfe soll sich vorrangig an Kliniken richten, die als bedarfsnotwendig eingestuft werden.

In einem zweiten, mittelfristigen Reformschritt soll die leistungsabhängige Vergütung für Pädiatrie und Geburtshilfe abgesenkt werden. Die frei werdenden Mittel können dann nach Aspekten der Vorhalteleistung und/oder der zu versorgenden Bevölkerung verteilt werden.

Mit der DRG-Einführung, den diagnosebezogenen Fallgruppen, wurde der Übergang von der Kostenerstattung hin zu einem Preissystem möglich. Die Kommerzialisierung der Krankenhausversorgung nahm ihren Lauf. Das Leistungsangebot wurde nach monetären Interessen der Krankenhausträger ausgerichtet. Die Länder sahen dieser Entwicklung zu und nutzten die Chance, die Investitionsförderung stetig zu verringern. Der Druck auf Einsparungen im Bereich beitragsfinanzierter Betriebskosten nahm zu und die Krankenhausträger sparten insbesondere beim Pflegepersonal. In der Folge wurden nicht die Investitionsmittel der Länder erhöht, sondern ein selbstkostenfinanzierendes Pflegebudget geschaffen. Wenngleich sich die Zahl der verfügbaren Pflegekräfte nicht nennenswert erhöht hat, führt die buchhalterische Kreativität zu zweistelligen Ausgabensteigerungen, die von den Beitragszahlern finanziert werden müssen. Diesem zweifelhaften Erfolgsmodell folgend schlägt nun der Gesundheitsminister vor, die Kinderheilkunde aus der DRG-Vergütung herauszunehmen.

Das Nebeneinander von zwei unterschiedlichen Vergütungssystemen führt jedoch zu Verschiebebahnhöfen, die eine Doppelfinanzierung auslösen und an der Versorgungsqualität nichts ändern. Mehr Geld für nichts, könnte man meinen: Die wenigen Kinder in diesem Land werden nicht mehr, noch geht es ihnen dadurch im Krankheitsfall besser. Aber in der Öffentlichkeit lässt sich diese zweifelhafte Wohltat nur zu gut vermarkten.

In der Fachwelt ist unbestritten, dass die Fachabteilungen *Geburtshilfe* und *Kinderheilkunde* zusammengehören. Nicht einmal die Hälfte der geburtshilflichen Abteilungen verfügen über diesen Strukturvorteil. Ebenso gilt als gesichert, dass konzentrierte Versorgungsstrukturen, die mit entsprechend großer Erfahrung einhergehen, im Ergebnis zu weniger Kaiserschnitten, einer geringeren Müttersterblichkeit und einer geringeren Neugeborenensterblichkeit führen. Während in Finnland eine Mindestmenge von 1.000 Geburten je Einrichtung zugrunde gelegt wird, ist es hierzulande nicht einmal eine Mindestmenge von 600 Geburten.

Schaut man sich die Versorgungssituation an, sieht man in diversen Regionen und häufig entlang von Landesgrenzen geburtshilfliche Abteilungen mit weniger als 500 Geburten im Jahr in unmittelbarer Nähe zu anderen Abteilungen (s. Abb.).

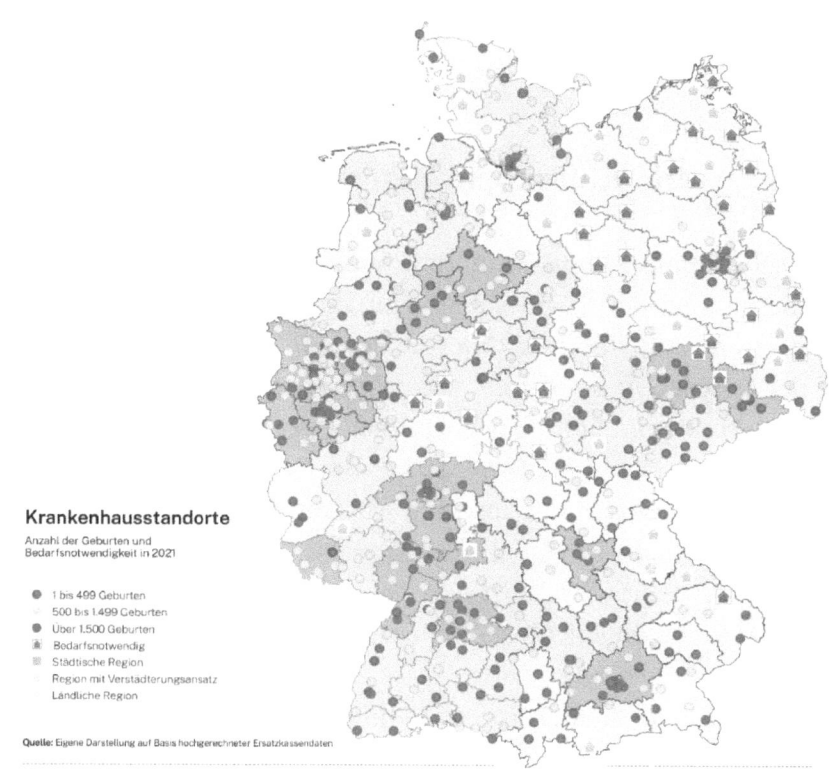

Krankenhausstandorte
Anzahl der Geburten und
Bedarfsnotwendigkeit in 2021

● 1 bis 499 Geburten
⊹ 500 bis 1.499 Geburten
● Über 1.500 Geburten
⚕ Bedarfsnotwendig
▨ Städtische Region
Region mit Verstadterungsansatz
Ländliche Region

Quelle: Eigene Darstellung auf Basis hochgerechneter Ersatzkassendaten

Siehe: VDEK.com: Daten zum Gesundheitswesen 29.9.2020

Eine Konzentration der geburtshilflichen Leistungsstrukturen könnte in vielfacher Hinsicht Leben retten. Stattdessen versucht man, Geld mit der Gießkanne zu verteilen.

Ein auf die Kinderheilkunde und Geburtshilfe ausgerichteter Krankenhausstrukturfonds, der die Konzentration der Versorgung und damit die Verbesserung der Versorgungsqualität zur Folge hat, ist längst überfällig. Hierfür sind Ehrlichkeit, Mut und Entschlossenheit erforderlich. Nur so kann den Kindern und Müttern, wenn sie stationäre Hilfe benötigen, geholfen werden.

Die Koloskopie (Darmspiegelung)

Zur Früherkennung von Darmkrebs und weiteren Erkrankungen des Dickdarms und der Darmschleimhaut zählt die Koloskopie zu den wichtigsten medizinischen Untersuchungen.

Bei der Koloskopie kann nicht nur der gesamte Dickdarm untersucht werden, sondern auch Gewebeproben entnommen und kleinere Eingriffe durchgeführt werden. Somit können eventuelle Krebserkrankungen im Darm schon frühzeitig erkannt und behandelt werden. – Selbst dieser Satz kann etliche Diskussionen auslösen. Was heißt frühzeitig? Was ist präventiv und entscheidend? Kann der Verlauf mit und ohne Koloskopie positiv für den Patienten verändert werden?

Beim Dickdarm handelt es sich um den letzten Abschnitt des Verdauungstrakts. Ab einem Alter von 55 Jahren kann man diese Vorsorgeuntersuchung auf jeden Fall in Anspruch nehmen. Aber auch bei bestehenden Beschwerden oder dem Verdacht auf eine Krankheit kommen die Krankenkassen für die Kosten auf. Darmkrebs ist in Deutschland die zweithäufigste Krebsart und auch die zweithäufigste Todesursache infolge einer Krebserkrankung bei Männern und Frauen.

Versicherte ab 55 Jahren haben alle zehn Jahre Anspruch auf eine Darmspiegelung. Männer sogar ab dem 50. Lebensjahr. Darmkrebs ist in einem frühen Stadium gut heilbar. Vor dem 55. bzw. 50. Lebensjahr übernehmen die Krankenkassen die Vorsorgeuntersuchung nur in Ausnahmefällen, z. B. wenn erblich bedingt ein erhöhtes Risiko besteht.

Ist in der Familie bereits Darmkrebs bekannt, sollte mit der Vorsorge schon früher, vor dem Auftreten des Karzinoms beim Familienmitglied begonnen werden. Das familiäre Risiko ist bedeutend, sodass die starre Regelung mit der Kostenübernahme ab 55 Jahren leider ungeeignet ist. Viele Betroffene mit genetischem Risiko haben vor dem 55. Lebensjahr schon den Darmkrebs.

Das Koloskop ist ein schlauchartiges Instrument, das über den Anus in den Dickdarm eingeführt wird. Die Untersuchung ist in der Regel schmerzfrei. Auf Wunsch kann auch ein beruhigendes Medikament verabreicht werden, das den Patienten in einen Dämmerschlaf versetzt.

Das Koloskop ist mit Licht und einer Kamera ausgestattet, sodass der Arzt die Untersuchung direkt am Farbmonitor verfolgen kann. Er hat auch die Möglichkeit, weitere Instrumente über kleine Kanäle einzuführen und kleinere Eingriffe, wie z. B. das Entfernen von Polypen, vorzunehmen. (Polypen sind Vorwölbungen der Darmschleimhaut. Diese sind zwar gutartig, können aber mit der Zeit zu bösartigen Geschwülsten heranwachsen und schließlich zu Darmkrebs werden.)

Somit dient die Koloskopie drei möglichen Maßnahmen:

- optische Untersuchung des Dickdarms
- Entnahme von Gewebeproben (Biopsie)
- Behandlung bestehender Krankheiten

Die Koloskopie kann zur Vorsorgeuntersuchung, Diagnose und Therapie eingesetzt werden. Ein Arzt kann ebenfalls zu dieser Untersuchung raten, wenn unklare, den Bauch betreffende Beschwerden vorliegen.

Eine Koloskopie ist bei folgenden Beschwerden sinnvoll:

- Lang anhaltender Durchfall
- Blut im Stuhl
- veränderter Stuhlgang
- unklare Gewichtsabnahme
- Appetitlosigkeit
- immer wiederkehrende bzw. lang anhaltende Bauchkrämpfe

Insbesondere bei Verdacht auf die folgenden Krankheiten wird eine Darmspiegelung durchgeführt:

- Darmkrebs
- Darmpolypen
- Morbus Crohn (chronische Entzündung des Verdauungstrakts)
- Colitis ulcerosa (chronische Entzündung des Dickdarms)

Vor der Darmspiegelung muss der Patient den Darm mittels Abführmittel, das er beim Vorgespräch bekommt, gründlich reinigen. Ist der Darm bei der Untersuchung nicht vollkommen leer, kann der Arzt einen Einlauf verabreichen. Zu Beginn wird der Patient auf die Seite gelegt. Der Enddarm wird vom Arzt zunächst abgetastet, der After von außen inspiziert. Nun wird das Koloskop in den After eingeführt. Über das Koloskop wird vorsichtig Luft in den Darm geblasen, damit sich die Darmwände entfalten und Veränderungen besser sichtbar werden.

Auf dem Monitor kann der Arzt nun das Innere des Dickdarms sehen. Die Darmschleimhaut wird im Anschluss anhand der gemachten Aufnahmen untersucht.

Werden Auffälligkeiten festgestellt, wie z. B. Polypen, wird eine kleine Schlinge durch den Arbeitskanal des Koloskops geführt und die Polypen damit entfernt (Polypektomie). Dies ist für den Patienten schmerzlos.

Insgesamt dauert die Koloskopie zwischen 15 und 20 Minuten und wird in der Regel ambulant durchgeführt.

Eine Koloskopie läuft sehr häufig ohne Komplikationen ab.

Ein Problem durch die zunehmende Alterung unserer Gesellschaft und die häufig vorliegenden Mehrfacherkrankungen und Medikalisierung der Menschen ist das damit zunehmend steigende Risiko. Während früher eine Sedierung mit *Diazepam* oder *Dormicum* ausreichte, wird die Darmspiegelung heute in der Regel mit *Propofol* durchgeführt. Viele werden dieses Mittel in Zusammenhang mit Michael Jackson und dessen Tod kennen.

Atemdepressionen bei einer Routinekoloskopie sind nicht selten und ein Operateur wird nicht die Untersuchung abbrechen. Auch nicht, wenn Kreislauf und Atmung noch nicht sichergestellt sind.

Die *Augsburger Allgemeine Zeitung* hat am 28.03.2011 berichtet, dass eine medizinische Studie der *Medizinischen Hochschule Hannover* belege, dass der Einsatz von *Propofol* bei Darmspiegelungen zu mehreren Todesfällen pro Jahr führe. Die Zahl werde mit 3 bei 10.000 Untersuchungen angegeben. Das entspräche dann 180 Todesfällen pro Jahr, was allerdings sehr hoch erscheint.

Viel wahrscheinlicher sind allerdings die Komplikationen. Es kann beim Abtragen von Polypen zu Blutungen kommen, diese sind aber in der Regel nur sehr gering und für den Patienten ungefährlich. Auf jeden Fall muss der Patient den Arzt aber informieren, falls er blutverdünnende Medikamente nimmt oder an Blutgerinnungsstörungen leidet.

Sollte dem Patienten ein Beruhigungsmittel verabreicht werden, kann es wie bei jedem Narkosemittel zu allergischen Reaktionen oder zu Kreislaufbeschwerden kommen. Deshalb ist die aktive Teilnahme am Straßenverkehr danach nicht sofort möglich und man sollte sich von einer Begleitperson nach Hause bringen lassen.[9]

Insbesondere bei einer vorgeschädigten Darmwand (z. B. bei einer chronischen Entzündung), ist die Gefahr gegeben, dass die Darmwand durch das Koloskop durchstoßen wird. Nach der Berliner Koloskopiestudie (Becop) liegt das Risiko dafür bei 0,5 Prozent aller Untersuchungen. Diese Zahl erscheint mir allerdings zu niedrig. Insbesondere ist hier das Risiko altersabhängig zu sehen. Bei einem Gesunden 50-Jährigen ist das Risiko sehr gering. Wie ist das bei einem Patienten mit 75 und mehreren Erkrankungen wie Diabetes mellitus, Stent-Träger, Bluthochdruck?

Eine kanadische Studie von *Causada Calo* und andere im *JAMA-Netzwerk* von 2020 (jamannetworkopen.2020.8958) hat belegt, dass die Komplikationsrate bei über 75-Jährigen bei 6,8 Prozent liegt. In einer Kohortenstudie mit 38.069 Patienten haben die Autoren signifikant belegt, dass Komorbiditäten des Patienten das Komplikationsrisiko erhöht.

Gibt es Alterativen zur Darmspiegelung?

Erstaunlich ist, wenn Prominente wie die Schauspielerinnen Christine Neubauer und Maria Furtwängler für die Darmspiegelung werben. Ob die *Promis* wissen, wofür sie werben und mit welchen Risiken die Untersuchung einhergeht? Vermutlich hoffen sie auf Werbung in eigener Sache.

---

[9] Quelle: www.infomedizin.de (Stand 01.11.2021)

Dabei gibt es durchaus kritische Fragen. Wie stark ist die Untersuchung vom Untersucher abhängig? Gibt es eine Überdiagnostik bei der Coloskopie, d. h. macht man aus einem leicht veränderten Bild des Darms gleich einen Darmkrebs? Und wie ist es, wenn Darmkrebs besteht? Wäre das bei einem 80-Jährigen je klinisch wirksam geworden? Bekanntlich wachsen Tumore im Alter nur sehr langsam, d. h., der Betroffene wäre eher an einem Schlaganfall gestorben als an Darmkrebs. Und was bedeutet es, wenn die Darmspiegelung mit dem Ergebnis endet, es wäre alles in Ordnung, kommen Sie in fünf Jahren wieder. Dies schützt nicht davor, dass zwischenzeitlich ein Tumor wächst.

Auch für die Untersuchung der Coloskopie gibt es andere Möglichkeiten, z. B. die Computertomografie (CT). Hierfür wird anstelle des Koloskops ein Röhrchen eingeführt, durch das Kohlendioxid-Gas in den Darm gepumpt wird. Nun kann der Dickdarm schichtweise per CT geröntgt werden. Der Computer erstellt aus den Bildern ein dreidimensionales Bild.
Sehr kleine oder flache Polypen können hierbei manchmal nur sehr schwierig entdeckt werden. Die Schleimhaut kann nicht gut beurteilt werden, was für die Krebsfrüherkennung auch nicht so wichtig ist, jedoch für die Erkennung von Entzündungen. Ein weiterer Nachteil ist, dass eventuell entdeckte Polypen nicht sofort entfernt werden können. Diese Art der Untersuchung nennt man virtuelle Koloskopie. Aber wie bei allem gibt es natürlich auch Vorteile der virtuellen Koloskopie. Dadurch könnten mehr Menschen der Krebsfrüherkennung gegenüber aufgeschlossener sein. Außerdem können auch die umliegenden Bauchorgane begutachtet werden und auf das Beruhigungsmittel kann verzichtet werden.
Die Kosten für diese alternative Untersuchung liegen bei ca. 400

Euro. Die gesetzlichen Krankenkassen übernehmen diese Kosten nur teilweise oder in begründeten Einzelfällen, während die privaten Versicherungen diese meist nach vorheriger Rücksprache übernehmen.[10]

Eine weitere Möglichkeit ist die Untersuchung mit einer sog. *Kolonkapsel*. Diese ist ca. drei Zentimeter lang und ähnelt einer herkömmlichen Tablette. Sie ist oben und unten mit Kameras ausgestattet, die jeweils von vier stark blinkenden LEDs umgeben sind. Außerdem enthält sie einen Sender und einen Akku.

Die Vorbehandlung, also das Reinigen des Darms, ist auch hier unerlässlich und es gibt das gleiche Prozedere wie bei den vorgenannten möglichen Untersuchungen.

Die Kapsel wird auf Ihrer Wanderung durch den Patienten Hunderttausende Fotos machen und an einen Empfänger übermitteln.

Die Kapsel wird in der Regel in der Arztpraxis eingenommen. Vorher bekommt man den Rekorder, der die Bilder vom Darm aufzeichnet. Ist die Kapsel geschluckt, nimmt der Patient noch mal einen Liter Abführmittel zu sich, sowie vier Gläser Wasser. So gelangt die Kapsel schnell in den Dünndarm. Nun ist ein Spaziergang von circa einer Stunde notwendig, um Bewegung in den Magen-Darm-Trakt zu bringen.

Sobald die Kapsel in den Dünndarm gelangt ist, informiert der Rekorder den Patienten mittels Signalton. Zurück in der Praxis, wird noch einmal überprüft, ob die Bilder gut übertragen wurden.

Dann kann der Patient seinem normalen Alltag nachgehen. Nach zwei bis sechs Stunden verlässt die Kapsel auf natürlichem Weg wieder den Körper. In dieser Zeit übermittelt die Kapsel ungefähr

---

[10] Quelle: www.darmkrebs.de (Stand: 08.11.2021)

vierhunderttausend Fotos, die der Arzt dann auswertet und eine Diagnose stellt.

Die Untersuchung mit der Kolonkapsel ist aber nicht ganz unumstritten. Geht es beispielsweise um die Erkennung von Polypen, ist das Koloskop genauer. Bedingt durch die Anatomie des Dickdarms kann die Kapsel, die ja selbstständig wandert, nicht alle Stellen des Darms gleichmäßig abtasten. Bei einer Untersuchung mit dem Koloskop entscheidet der Arzt über die Geschwindigkeit und kann auch zurückgehen, um sich eine Stelle genauer zu betrachten. Sollte ein Bereich im Darm nicht ausreichend gespült sein, kann man dies mit dem Koloskop nachholen.

Der größte Nachteil ist aber sicherlich der Gleiche wie bei der Untersuchung durch die CT: Werden Polypen entdeckt, können diese nicht direkt entfernt werden und es können auch keine Gewebeproben entnommen werden. Dann muss doch eine herkömmliche Koloskopie gemacht werden.

Die Kosten für diese Art der Untersuchung liegen bei ca. 1.150 Euro, die in der Regel vom Patienten zu tragen sind. Zwar gibt es private Krankenversicherungen, die auf Anfrage die Kosten übernehmen, die gesetzlichen Krankenkassen setzen aber in der Regel allein auf die Koloskopie.[11]

Der Stuhltest

Mit dem sog. *Hämoccult-Test* lassen sich kleinste Mengen Blut im Stuhl nachweisen. Im Rahmen der Krebsvorsorge wird dieser Test ab

---

[11] Quelle: Ingo Bach, *Darmspiegelung mit einer Kapsel: Ein Selbstversuch* vom 28.03.2017

einem Alter von 50 Jahren jährlich angeboten. Ziel ist es, Darmkrebs und seine Vorstufen zu erkennen.

Man erhält den Test vom Arzt bzw. der Ärztin. An drei aufeinanderfolgenden Tagen bestreicht man den Test mit einer Stuhlprobe und gibt ihn anschließend zur Auswertung zurück. Anhand der farblichen Reaktionen auf dem Testbriefchen kann festgestellt werden, ob auch nur kleinste Mengen Blut im Stuhl feststellbar sind.

Beachten Sie bei dem Test unbedingt die Hinweise des Arztes / der Ärztin, denn schon kleinste Störfaktoren können den Test verfälschen.

Liegt ein negatives Ergebnis vor, ist kein Blut nachgewiesen worden. Bei einem positiven Ergebnis muss eine Koloskopie zur weiteren Abklärung gemacht werden. Ein positives Testergebnis ist aber keine Krebs-Diagnose. Es gibt auch andere Ursachen für Blut im Stuhl. Andererseits schließt ein negatives Testergebnis Krebs nicht aus, denn nicht alle Tumore bluten.[12]

Der Bluttest als Alternative?

Das aktuelle Darmkrebsrisiko lässt sich auch in einem Bluttest nachweisen. Der sog. *Septin-9-Test* spürt unter anderem Eiweißmoleküle auf, die von Darmtumoren abgegeben werden. Werden diese Eiweißmoleküle erkannt, könnte der Patient Darmkrebs haben. Auch hier bleibt dann eine Koloskopie zur endgültigen Diagnose unerlässlich.

---

[12] Quelle: *magen-darm-aerzte.de* (Stand: 09.11.2021)

Wie Sie nun wissen, gibt es einige Alternativen zur herkömmlichen Koloskopie. Sollte bei diesen Untersuchungen aber der Verdacht auf Veränderungen aufkommen, muss eine Darmspiegelung gemacht werden, entweder um genauere Ergebnisse zu bekommen oder um Gewebeproben zu entnehmen und Polypen zu entfernen. Allerdings ist die Aufklärung des Patienten immer individuell, denn das Alter spielt eine Rolle und die Komorbiditäten, inwiefern die Untersuchung dringlich ist.

		2017	2018	2019	2020
Koloskopie		2.533	2.492	2.413	2.183
Diagnostische Koloskopie		654.861	661.243	672.568	576.197

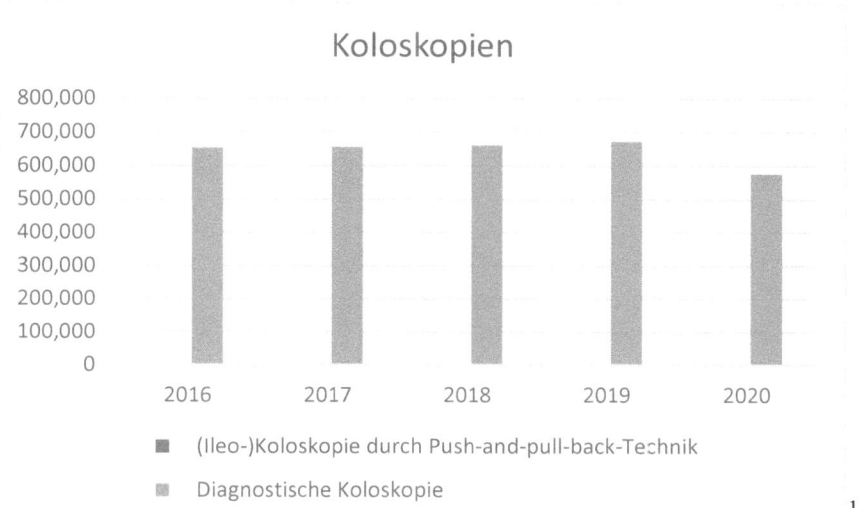

Koloskopien

(Ileo-)Koloskopie durch Push-and-pull-back-Technik

Diagnostische Koloskopie

[13]

---

[13] Quelle: Statistisches Bundesamt, *Destatis* (Stand 20.11.2021)

Wie sinnvoll ist die Koloskopie?

Bei einer Studie mit 427.000 Teilnehmern, die eine Koloskopie haben machen lassen, wurde untersucht, wie viele Personen tatsächlich an Krebs erkrankt sind oder bei denen Vorstufen dazu erkennbar waren.

Befunde von	1000 Männern
43	normaler Befund (weder Krebsvorstufen noch Krebs)
117	Polypen
228	Adenome (ohne fortgeschrittene Adenome)
84	fortgeschrittene Adenome
11	Darmkrebs
117	sonstige Befunde (z. B. Entzündungen des Darms)
Befunde von	1000 Frauen
544	normaler Befund (weder Krebsvorstufen noch Krebs)
111	Polypen
155	Adenome (ohne fortgeschrittene Adenome)
49	fortgeschrittene Adenome
6	Darmkrebs
135	sonstige Befunde (z. B. Entzündungen des Darms)

[14]

---

[14] Quelle: 12. Jahresbericht des *Zentralinstituts für die kassenärztliche Versorgung*

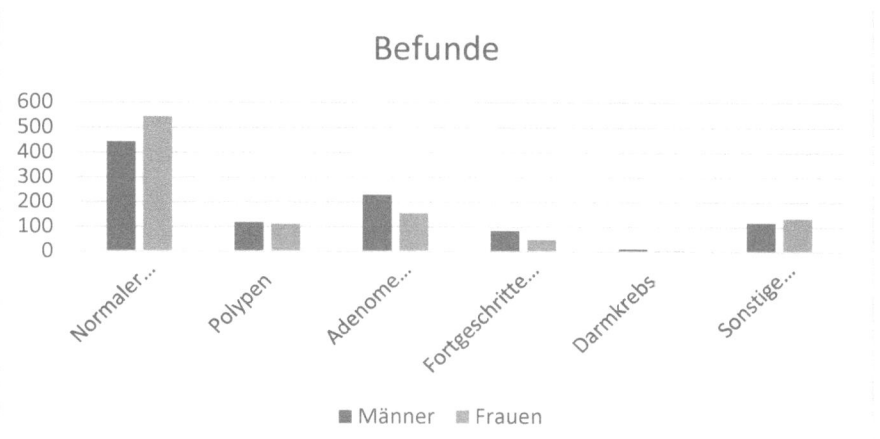

Befunde

(siehe Koloskopie-Jahresbericht 2019 vom Zentralinstitut für die kassenärztliche Vereinigung)

Auch die Statistiken, inwiefern etwas vorliegt, was Konsequenzen für den Patienten haben kann, spielt für die Dringlichkeit einer Darmspiegelung eine Rolle. Daher ist die Entscheidung zur Koloskopie abzuwägen. Es handelt sich um keine einfache Untersuchung wie eine Blutabnahme.

Alternative zur Operation – Rehabilitationsverfahren

In meinem Buch *Unnötige Operationen in der Orthopädie und Unfallchirurgie* habe ich auf die Bedeutung der medizinischen Rehabilitationen als Alternative für Operationen hingewiesen. Man kann es nicht oft genug betonen. Viele Operationen konnten vermieden werden, weil eine medizinische Rehabilitation die Beschwerden deutlich minimierte.

Leider ist es nicht so, dass die Reha-Verfahren immer genehmigt werden. Knapp die Hälfte bekommen die erforderliche Behandlung nicht. Gerade die ältere Bevölkerung wird gerne ausgeschlossen, da angeblich kein Reha-Erfolg zu erwarten sei. Da allerdings die ältere Bevölkerung wegen der chronischen Erkrankung auf diese Maßnahme eher angewiesen ist als jüngere, wird hier bewusst der ältere Teil der Bevölkerung ausgeschlossen.

Zu den häufigsten Indikationen für eine Reha zählt in Deutschland der orthopädische Bereich mit den Rückenbeschwerden oder Arthrosen und den psychischen Leiden. Nach einem Bericht der WHO haben in Deutschland 38,5 Millionen Deutsche mindestens eine Erkrankung, weswegen sie von einer Reha-Leistung profitieren würden. Knapp zwei Drittel hätten Erkrankungen aus dem orthopädischen Bereich. Dabei würden Rehabilitationen teure Krankenhausaufenthalte vermeiden helfen.

Unnötige Gaumenmandeloperationen

Die Mandeln (Tonsillen) liegen im Rachen und Gaumen. Sie gehören zum Abwehrsystem unseres Körpers. Sie halten Krankheitserreger ab, die durch Mund und Nase eindringen. Außerdem enthalten sie viele weiße Blutkörperchen, die Krankheitserreger abtöten.

Tonsillektomie bzw. *Tonsillotomie* ist eine vollständige bzw. teilweise Entfernung der Gaumenmandeln.

Aus ärztlicher Sicht wird immer wieder die Diskussion betrieben, ob die Gaumenmandeloperation ambulant durchführbar ist. Insbesondere der Kostendruck in der gesetzlichen Krankenversicherung führt auch beim derzeitigen

Gesundheitsminister Lauterbach dazu, etliche Operationen und damit auch die Gaumenmandeloperationen in den ambulanten Sektor zu verschieben. Interessant ist hierbei der Umstand, dass während der Coronapandemie die Zahl der Mandeloperationen stark zurückgegangen ist. Siehe Analyse des wissenschaftlichen Instituts der AOK, das in der Zeitschrift *European Archives of Oto-Rhino-Laryngoskopie* veröffentlicht wurde.

Frühjahr 2020 ist die Reduktion der Tonsillektomie um bis zu 82 Prozent zurückgegangen. Auch wenn man die Frühjahrssaison unberücksichtigt lässt, sind bis zu 39 Prozent unter dem vorgenannten Nischen-Zeitpunkt. Besonders deutlich ist der Rückgang bei Kindern und Jugendlichen zwischen 10 und 17 Jahren. Hat es in Deutschland in dieser Altersgruppe mehr als 70 Operationen in der Woche gegeben, waren es nach dem ersten Lockdown nur noch knapp 35 die Woche, also nur noch halb so viele. Zurückgegangen ist auch die Konsultation von Hausärzten wegen Halsschmerzen. 2019 waren es noch 2.970.000 Fälle, 2020 ging die Zahl der Halsschmerzen auf 1.980.000 zurück. Auch die Behandlung mit Antibiotikaverordnungen reduzierten sich. Am stärksten war der Rückgang bei Kindern und Jugendlichen 2020 zu sehen, sie war im zweiten Quartal 2020 gegenüber dem Vorjahresquartal um 67 Prozent geringer.

Zu berücksichtigen ist hier die große Rolle, die die sog. *AHA-Regel* eingenommen hat: Das Abstand halten, Hygiene beachten und Maske tragen war sicherlich mitverantwortlich, dass die Halsentzündungen in diesem Maße zurückgegangen sind. Grund könnte auch gewesen sein, dass Patientinnen und Patienten Halsschmerzen eine geringere Wertigkeit zugeordnet haben angesichts der Pandemie. Deutlich seltener wurden Kinderärzte aufgesucht. Ein weiterer Umstand ist auch, dass die Mandeloperation in Deutschland seit Jahren abnehmen. Dieser Trend hat sich in der Pandemie deutlich verstärkt. Festzuhalten ist allerdings, dass unnötige Operationen scheinbar weggefallen sind, denn anders kann man sich nicht erklären, wieso diese enormen Rückgänge bei Gaumenmandeloperationen entstanden sind.

Interessant finde ich auch den Hinweis von einigen älteren Kollegen, die ihren Facharzt in der Ex-DDR erworben haben, dass in der DDR die Zahl der Mandeloperation im Vergleich zur Bevölkerungszahl auch deutlich geringer war. Mit der Wiedervereinigung fiel den Kollegen dann auf, dass die Zahl der Operationen mit Gaumenmandeln deutlich höher waren als in der DDR.

Einzigartig finde ich den Umstand, dass ein Land wie Deutschland die Möglichkeit hat, einen sog. *Systemvergleich* durchzuführen und zu untersuchen, inwiefern Operationen, die durch die Mangelwirtschaft in der DDR nicht durchgeführt wurden, dennoch besser waren. Im Vergleich stünde die hohe Anzahl der Operationen in der alten Bundesrepublik Deutschland.

Interessant ist weiterhin der Umstand, dass ca. 90 Prozent der Operationen mit Mandelentfernung im Krankenhaus stattfinden. Hier ist sicherlich das Haftungsrecht ein wesentlicher Faktor, der Ärzte dazu treibt, diese Operation ambulant nicht anzubieten. Angst vor einer Blutung mit schweren Konsequenzen und eventuellem tödlichen Ausgang ist ein großes Hindernis, weswegen die Operation zum großen Teil stationär stattfindet. Die Komplikationen sind auch nicht zu vernachlässigen. Denn eine lebensbedrohliche Nachblutung nach einer Mandelentfernung ist als ambulante Operation in der Regel nicht zu verantworten. Dennoch wird versucht, diese Operation aus dem stationären Alltag zu verdrängen.

Obwohl eine Vielzahl von Gaumenmandeloperation – wie oben beschrieben – vermutlich vermeidbar sind, bin ich eher der Ansicht, dass solche Operation stationär erfolgen sollten. Eine ambulante Versorgung erachte ich als zu gefährlich.

In einem Medizinreport hat das *Deutsche Ärzteblatt* 2013 über Mandeloperationen berichtet, und zwar anlässlich der Jahresversammlung der *Deutschen Gesellschaft für Hals-Nasen-Ohren-Heilkunde*. Prof. Dr. Jochen Windfuhr aus Mönchengladbach hat von insgesamt 128.000 Operationen an den Gaumenmandeln berichtet und eine Statistik angeführt, dass es sich nicht um einen kleinen unerheblichen Eingriff handelt. In ca. 6,5 Prozent der Fälle kam es bei Tonsillektomien zu Nachblutungen, die z. T. auch tödlich verlaufen können. Die meisten Blutungsereignisse traten zwischen dem ersten und vierten postoperativen Tag auf. Besonders kritisch ist der Umstand zu sehen, dass gerade bei Kindern ein Blutverlust kaum zu tolerieren ist. Selbst kleine Mengen sind bei Kindern sehr gefährlich. Kinder sind daher bis zum vollständigen Verheilen der Wunde lückenlos stationär zu betreuen.

Zwischenzeitlich hat sich die Erkenntnis durchgesetzt, dass erst nach mindestens drei Mandelentzündung eine Operation zu erwägen ist. Die Leitlinien verlangen mindestens drei Antibiotikabehandlungen. Schwierig wird es, wenn Antibiotikaallergien vorliegen, die evtl. eine medikamentöse Therapie unmöglich machen. Weiterhin auch sog. *Mantelabszesse*, die zu weiteren Komplikationen wie Entzündungen führen können. Sogenannte *teilweise Entfernung* (Tonsillotomie) hat heute Vorrang vor der sog. *vollständigen Entfernung* der Gaumenmandeln (Tonsillektomie). Gerade wenn Kinder ohne große Atemprobleme schlafen können, kann die Tonsillenkapsel erhalten bleiben. Hierbei werden auch die großen zuführenden Gefäße geschont und eine Gefahr durch Narben-Nachblutung erheblich reduziert.

Aus obiger Veröffentlichung wird deutlich, dass die konservative

Behandlung deutlich vor einer Tonsillotomie zu bevorzugen ist. In der Fachzeitschrift *JAMA* von 2022 konnten schwere postoperative Komplikationen bei Tonsillektomien bei sieben von 100.000 Operationen festgestellt werden. Bei komplexen chronischen Vorerkrankungen geht die Rate bezüglich Komplikationen bei Kindern auf 117 pro 100.000 Operationen hoch.

Daher ist die Ausschöpfung mit Antibiotika bei vielen Patienten dringend zu empfehlen, einer konservativen Therapieoption unbedingt der Vorrang zu geben. Mindestens drei Antibiotikumpflichtige Mandelentzündungen in zwölf Monaten müssen vorliegen, um überhaupt eine Operation zu diskutieren. Dass eine Mandeloperation dennoch, trotz der nicht unbedeutenden Komplikationsgefahr, sehr nützlich sein kann, belegen die chronischen Halsschmerzen vieler Patienten, die nach einer solchen Mandeloperation deutlich abgenommen haben. Nicht nur, dass der Patient sich subjektiv besser fühlt, auch die Arbeitsunfähigkeitstage haben deutlich abgenommen, ebenso die Zahl der Arztbesuche. Zudem mussten weniger Medikamente eingenommen werden und der Patient fühlte sich zufriedener. Inwiefern eine Tonsillektomie gegenüber einer Tonsillotomie zu bevorzugen ist, ist im Bereich des Verbandes der Hals-Nasen-Ohren-Ärzte nicht eindeutig geklärt.

Sollte der Arzt zu einer Operation raten, ist es auf jeden Fall sinnvoll, sich eine zweite ärztliche Meinung einzuholen.[15]

Eine britische Studie belegt, dass ca. neunzig Prozent der Mandeloperationen unnötig sind.

Die Forscher haben für die Studie anonymisierte Krankenakten aus

---

[15] Quelle: www.gesundheitsinformation.de (Stand 12.11.2021)

Hunderten Arztpraxen von insgesamt 1,6 Million Kindern ausgewertet. Der Zeitraum der Operationen lag zwischen 2005 und 2016. Bei 18.000 Kindern wurden die Mandeln entfernt, aber nur 2.000 litten häufiger an einer Mandelentzündung.

In Deutschland ist die Situation ähnlich. 2018 wurden laut dem statistischen Bundesamt circa 31.750 Kindern bis 15 Jahre die Mandeln entfernt. Diese Operation gehört zu den häufigsten Eingriffen bei Kindern.

Allerdings zeigt eine weitere Studie, dass in manchen Landkreisen aufgrund chronischer Mandelentzündungen wesentlich mehr operiert wird als in anderen, bis zu zwölfmal mehr. Bei vergrößerten Mandeln ist der Unterschied noch drastischer. Hier unterscheidet sich die Anzahl der Operationen um das 58-Fache.

Reinhard Berner, Klinikdirektor an der Dresdner Uniklinik, hat zusammen mit anderen Ärzten eine Leitlinie entwickelt, wann eine Operation notwendig ist und wann nicht. Diese Leitlinie empfiehlt eine Operation erst dann, wenn ein Kind häufiger als sechsmal im Jahr an einer Mandelentzündung erkrankt und mit Antibiotika behandelt werden muss. Zudem sei eine OP erst notwendig, wenn vergrößerte Mandeln beim Schlafen für Atemaussetzer sorgen. Leidet ein Kind seltener als dreimal im Jahr an einer Mandelentzündung, sollte man von einer OP absehen. Seitdem diese Leitlinie gilt, hat die Anzahl der Operation in manchen Regionen stark abgenommen.

Dennoch gibt es immer noch Unterschiede. Doch woran liegt das? Es ist zu vermuten, dass zum einen die lokalen Ansichten von Ärzten und Eltern unterschiedlich sind, zum anderen könnte die Versorgungslage eine Rolle spielen. In Kreisen ohne HNO-Fachabteilung lag die Häufigkeit der Operationen mit Abstand am niedrigsten.

Das Entfernen der Mandeln könnte sogar langfristig schaden. Kinder, denen die Mandeln operativ entfernt wurden, hatten bis zum 30. Lebensjahr ein fast dreimal so hohes Risiko für Erkrankungen der oberen Atemwege. Unklar ist allerdings, ob die Operationen damit in Zusammenhang stehen oder nicht.[16]

Laut dem Statistischen Bundesamt sind die Zahlen der vollständigen Mandelentfernung rückläufig, die der Teilentfernungen jedoch ansteigend. 2005 waren es noch 77.765 Teilentnahmen, 2013 nur noch 58.955.

Differenziert man die Zahlen nach Alter, lässt sich beobachten, dass es zwei Altersgruppen gibt, in denen die Anzahl der Operationen steigen: im Grundschulalter, also zwischen 5 und 10 Jahren, und später zwischen 15 und 25 Jahren.

In der zweiten Spitze fällt deutlich auf, dass die Anzahl der weiblichen Patienten höher ist (Zahlen aus dem Jahr 2013).

---

[16] Quelle: www.spiegel.de (Stand 08.11.2018)

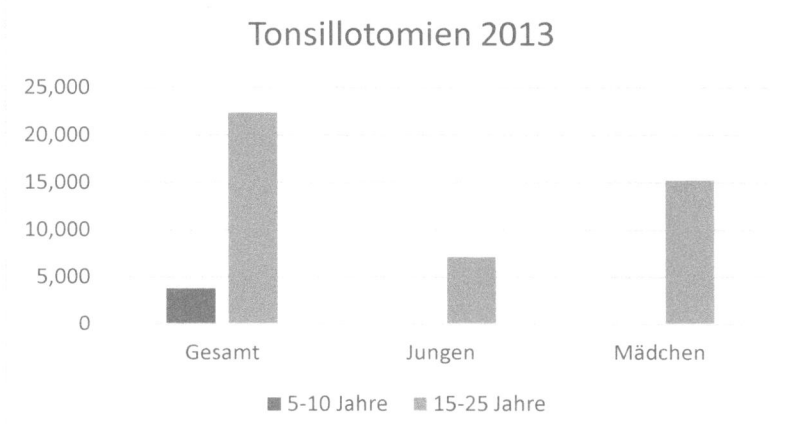

Tonsillotomien 2013

Gaumenmandeloperationen sind nicht immer nötig. Bei der genannten Studie sind neun von zehn Mandeloperationen unnötig gewesen. Schlussfolgerung muss sein, dass erst mehrmalige Mandelentzündungen pro Jahr, die auch mit Antibiotika nicht Erfolg versprechend behandelt wurden, operiert werden sollten.

Wie jede Operation birgt auch die Mandeloperation Risiken, die es zu bedenken gilt. Zwar seltene, aber vorkommende Mandelblutungen nach der Operation sind möglich. Dazu kommt natürlich auch das Narkoserisiko.

Das Risiko, Atemwegserkrankungen zu bekommen, könnte durch eine Mandeloperation steigen, bewiesen ist es jedoch nicht.

Sprechen Sie also genau mit dem behandelnden Arzt durch, ob die Operation unbedingt notwendig ist. Eine zweite Meinung eines anderen Arztes kann ebenfalls sehr hilfreich sein. Denn auch eine neuere Studie belegt, dass Mandeloperationen möglicherweise auch

---

[17] Quelle: Statistisches Bundesamt, *Destatis* (Stand 09.11.2021)

das Risiko erhöhen, Erkrankungen der oberen Atmungswege im Vergleich zu Nichtoperierten zu erleiden, so das Team um Sean Byars, *University of Melbourne* in der *JAMA Otolaryngology Head and Neck Surgery* im Juli 2018, 144,7. Ebenso würde das Risiko für COPD steigen.

Prostata-Operationen

Ein weiteres Feld, wo unnötig operiert wird, scheinen Prostataoperationen zu sein. Anlass war eine PIVOT-Studie an 731 Patienten mit Prostatakrebs, die am 19.07.2012 im *New England Journal of Medicine* erschien und die onkologischen Standards kritisierte. Der Vergleich zwischen der operierten Gruppe zur Beobachtungsgruppe war statistisch nicht signifikant, der Vorteil einer Operation und Beobachten des Befundes war also nicht belegt, die durchschnittliche Lebenserwartung nicht angestiegen. Die Zahl der Potenzstörungen und Inkontinenzen war in der operierten Gruppe sogar erhöht.

Die Prostata, auch *Vorsteherdrüse* genannt, produziert beim Mann einen Teil der Samenflüssigkeit. Das Hormon *Testosteron* steuert ihre Funktion. Durch ihre Lage direkt unter der Blase und ihre Anatomie sind Beschwerden der Prostata und Prostataschmerzen nur schwer zu lokalisieren. Es kann sich jeweils um eine Prostataentzündung (Prostatitis) oder eine gutartige Vergrößerung (benignes Prostatasyndrom, BPS oder benigne Prostatahyperplasie, BPH) handeln. Aber auch ein Prostatakarzinom könnte sich dahinter verbergen. Sollten Symptome wie häufiges Wasserlassen auftreten, muss ein Urologe aufgesucht werden.

Die gesunde Prostata hat ungefähr die Größe einer Kastanie und wiegt rund 20 Gramm. Sie gehört zu den inneren Geschlechtsorganen des Mannes. Sie liegt zwischen der Harnblase und dem Beckenboden, der hier den äußeren Schließmuskel der Harnröhre bildet. Hinter der Prostata liegt der Mastdarm, vor ihr der untere Rand des Schambeins, mit dem sie fest verbunden ist. Sie besteht aus zahlreichen Drüsen, gefäßreichem Bindegewebe und Muskelfasern, eingehüllt in eine feste bindegewebige Kapsel.

Die Drüsen werden in Innen- und Außendrüsen unterteilt. Ihre Ausführungsgänge münden einzeln in die Harnröhre. Der Samenleiter und der Ausführungsgang der Samenblase bilden zusammen das Spritzkanälchen, das die Prostata durchzieht und auf dem Samenhügel in die Harnröhre mündet.

Man teilt die Prostata in 5 Zonen auf:

- Die vordere Zone, dünn, besteht fast nur aus Bindegewebe und Muskulatur, kaum Drüsen.
- Die Umgebung der Harnröhre hat nur wenig Gewebe, besteht vor allem aus Muskulatur.
- Die Übergangs- oder auch Transitzone ist nur ein kleiner Bereich, besonders vor und seitlich des Anfangsteils der Harnröhre. Im Laufe des Lebens vergrößert sich dieser Bereich, evtl. bis zur gutartigen Prostatavergrößerung.
- Die zentrale Zone macht fast ein Viertel der gesamten Prostata aus. Es handelt sich hierbei um den Bereich der beiden Spritzkanälchen.
- Die periphere Zone ist der größte Teil der Prostata.

Die Prostata ist für eine Untersuchung gut durch das Rektum ertastbar. Bei einer Tastuntersuchung können Vergrößerungen sowie Tumore ab einer gewissen Größe entdeckt werden. Die

Tastuntersuchung spielt zusammen mit dem PSA-Wert eine wichtige Rolle bei der Krebsvorsorge. PSA ist das Prostata-spezifische Antigen das, wie der Name schon sagt, nur in der Prostata hergestellt wird. Alle Prostatazellen, normale wie auch durch einen Tumor entartete, bilden PSA. Karzinomzellen allerdings bilden bis zum Zehnfachen der normalen Menge. Deshalb lässt sich der PSA-Wert gut als Tumormarker verwenden.

Allerdings hat der *Gemeinsame Bundesausschuss* GBA, in dem unter anderem Ärzte und Krankenkassen zusammensitzen, am 17. Dezember 2020 mitgeteilt, ein Prostatakrebsscreening mittels Bestimmung des PSA werde nicht empfohlen. Es bestünde ansonsten ein drohender Schaden durch Überdiagnosen und falsch-positive Befunde. Schon längeres Radfahren könne einen erhöhten PSA-Wert ergeben, daher sei die Bestimmung des PSA-Wertes in der Interpretation nur eingeschränkt verwertbar.

Wofür ist die Prostata zuständig?

Ihre Hauptaufgabe ist die Sekretbildung. Sie beginnt mit der Pubertät, wenn sie unter Einfluss der männlichen Sexualhormone (Androgene) steht. Sie ist an der Spermabildung, der Ejakulation und dem Hormonstoffwechsel beteiligt. Sie wandelt das Testosteron, das in den Hoden produziert wird, in seine biologisch aktivste Form, das *Dihydrotestosteron* um.

Das Prostatasekret ist milchig-trüb, dünnflüssig und leicht sauer. Es enthält unter anderem Enzyme (Fermente). Dies sind Eiweiße, die wichtige Aufgaben haben, z. B. saure Prostataphosphatase und das PSA, das zur Verflüssigung des Ejakulats dient. Außerdem enthält es Spermin. Dies schützt die DNA der Spermien und verleiht der

Samenflüssigkeit ihren typischen Geruch.

Aufgrund ihrer Lage unterstützt die Prostata den Blasenhals und damit den Verschluss der Harnblase. Beim Urinieren verschließt die Muskulatur von Blase und Prostata die Spritzkanälchen und die Ausführungsgänge der Drüsen, damit kein Urin eindringen kann.

Die Nervenimpulse des Sympathikus aktivieren beim Geschlechtsverkehr, insbesondere beim Samenerguss, verschiede Muskeln. Die Samenleiter pressen die Spermien durch die Spritzkanälchen sowie die Samenblasen ihr Sekret in den von der Prostata umschlossenen Teil der Harnröhre. Dorthin wird auch das Prostatasekret gedrückt (Emission). Die Muskulatur der Prostata und der Blasenhals sorgen dafür, dass das aus den oben genannten Flüssigkeiten bestehende Sperma nicht in die Harnblase gelangt.

Das Wissen über die männlichen Sexualhormone, Androgene und Östrogene ist wichtig, um die Entstehung und Behandlung von Prostataerkrankungen zu verstehen. Testosteron ist Hauptvertreter der Androgene. Sie werden in verschiedenen Schritten aus Cholesterin gebildet, hauptsächlich in den Hoden, ein kleiner Teil aber auch in den Nebennieren. Von dort gelangen sie ins Blut und binden sich fast vollständig mit sexualhormon-bindendem Globulin (SHBG), einem Eiweiß. Dieses transportiert sie zum Ziel, in die Geschlechtsorgane, aber auch in die Leber. Dort findet ein schneller Abbau statt.

Die Zielzellen befinden sich an verschiedenen Stellen des Körpers, z. B. der Haut (Bartwuchs), Muskulatur und dem Gehirn. Dort sorgen sie für den Geschlechtstrieb (Libido)und die Regulation des Blutspiegels.

Prostatabeschwerden

Die Symptome bei Prostatabeschwerden sind eher unbestimmt und indirekt. Am häufigsten treten sie beim Urinieren und beim Geschlechtsverkehr auf. Durch ihre Nähe zur Blase sind viele Erkrankungen der Prostata mit Problemen beim Wasserlassen verbunden. Dies nennt man *Miktionsstörung*. Vor allem tritt dies bei der gutartigen Vergrößerung, einer Prostataentzündung oder Prostatakrebs auf.

Miktionsstörungen können sich wie folgt auswirken:

- Brennen beim Wasserlassen
- gestörte, schmerzhafte Blasenentleerung (Dysurie)
- häufiger Harndrang (Pollakisurie)
- Blut im Urin (Hämaturie)

Bei einer Störung der Erektion gibt es aber auch andere Ursachen, die öfter im Vordergrund stehen. Ebenso ist es bei Blut im Sperma.[18]

Die Operation an der Prostata

Die Beschwerden einer gutartigen Prostatavergrößerung können durch eine Operation oft gelindert werden. Zunächst sollten allerdings alle anderen Behandlungsmethoden ausgeschlossen werden. In den meisten Fällen einer gutartigen Prostatavergrößerung besteht die Notwendigkeit einer Operation nicht.

Erst wenn es immer wieder zu Harnwegsentzündungen kommt,

---

[18] www.prostata.de (Takeda Pharma Vertrieb GmbH & Co. KG) (Stand: 01.10.2021)

andere Maßnahmen nicht greifen oder eine medikamentöse Behandlung aus verschiedenen Gründen ausgeschlossen wird, sollte man über eine Operation nachdenken, denn sie birgt auch einige Risiken.

Bei einer Operation wird die Prostata so verkleinert, dass sie nicht mehr auf die Blase und die Harnröhre drückt.

Es gibt viele verschiedene Arten, die Operation durchzuführen. Meist werden kleine Instrumente durch die Harnröhre bis zur Prostata geführt. So kann man die Harnröhre erweitern oder Gewebe entnehmen. Bei einer sehr stark vergrößerten Prostata ist auch ein Eingriff über die Bauchdecke möglich, was aber nicht oft vorkommt. Standardmäßig wird die *transurethrale Resektion* der Prostata (TURP) vorgenommen. Dazu wird ein Resektoskop, ein dünnes Röhrchen, durch die Harnröhre eingeführt und bis zur Prostata geschoben. An ihm befinden sich eine sehr kleine Kamera sowie eine elektrische Drahtschlinge, mit der Gewebe abgetragen wird. Dadurch, dass die Schlinge erhitzt wird, verschließen sich die Blutgefäße direkt wieder. Außerdem ist das Resektoskop mit Ventilen ausgestattet, damit das abgetragene Gewebe mittels Flüssigkeiten ausgespült werden kann.

Diese Operation dauert ungefähr 90 Minuten und wird unter Voll- oder Teilnarkose durchgeführt. Nach dem Eingriff wird für ein paar Tage ein Blasenkatheter notwendig sein. Die Verweildauer im Krankenhaus beträgt 2–7 Tage.

Etwa 75 Prozent der operierten Patienten haben danach nur noch leichte Prostataschmerzen und müssen nachts nur noch einmal oder vielleicht auch gar nicht mehr zur Toilette.

Die häufigste Nebenwirkung bei dieser Variante ist der *trockene Samenerguss* (retrograde Ejakulation). Dies kann passieren, wenn während der Operation Muskeln beschädigt werden, die den

Blasenausgang verschließen. Während des Ergusses wird die Samenflüssigkeit in die Harnblase abgegeben und gelangt nicht mehr oder nur noch selten nach außen. Diese Nebenwirkung tritt bei circa 65 Prozent der operierten Patienten auf. Der trockene Samenerguss ist nicht gesundheitsschädlich und mindert auch nicht das Gefühl bei einem Orgasmus. Allerdings verringert sich die Fruchtbarkeit.

Viele Patienten befürchten Erektionsstörungen. Dies ist zwar möglich, allerdings belegen Studien, dass dauerhafte Erektionsstörungen sehr selten sind. Da nach der Operation die Beschwerden (wie z. B. häufiger Harndrang) verschwinden, sind manche Männer auch zufriedener mit ihrer Sexualität.

Andere Nebenwirkungen können Harnwegsinfektionen oder eine zeitweise Inkontinenz sein. Außerdem besteht das Risiko von Blutungen, die behandelt werden müssen. Ebenso kann sich die Harnröhre verengen. Eine langfristige Inkontinenz ist eher selten.

Eine transurethrale Resektion der Prostata (TURP) kann auch zu Übelkeit mit Erbrechen führen und vorübergehende Verwirrtheit auslösen. Dies nennt man das *TUR-Syndrom*. Diese Komplikation ist selten. Sie tritt dann auf, wenn ein Teil der Flüssigkeit, mit der das entfernte Gewebe ausgespült wird, in den Blutkreislauf gelangt. Selten kann das TUR-Syndrom zu Herz-Kreislaufbeschwerden führen. Studien haben gezeigt, dass das TUR-Syndrom bei 2–3 Prozent der Patienten auftritt, allerdings ohne ernsthafte Folgen.

Sollte die Prostata nicht zu stark vergrößert sein, ist es auch möglich, nur die Harnröhre zu entlasten. Dazu werden zwei Einschnitte am Übergang zwischen Blasenhals und Prostata gesetzt. Somit hat die Harnröhre etwas mehr Platz und wird entlastet. Der Vorteil ist, dass es zu weniger Blutungen kommt. Es kann aber sein, dass diese Operation wiederholt werden muss.

Diese Variante nennt man *transurethrale Inzision* der Prostata (TUIP).

Welche weiteren Operationsmöglichkeiten gibt es?

Neben der herkömmlichen Operation gibt es auch noch einige Möglichkeiten mit Laser. Diese unterscheiden sich im Einsatz der verschiedenen Geräte:

- Holmium-Laserenukleation der Prostata (HoLEP)
- Holmium-Laserresektion (HoLRP)
- Thulium-Laserresektion (TmLRP)
- Thuliumlaser-Enukleation (TmLEP)
- Fotoselektive Vaporisation der Prostata (PVP), auch *Grün-Laser-Therapie der Prostata* genannt

Die beiden ersten Methoden greifen vergleichbar stark ein wie eine TURP. Sie haben den Vorteil, dass sie den Krankenhausaufenthalt sowie die Benutzung eines Blasenkatheters verkürzen. Forschungsergebnisse zeigen, dass sie ähnlich gut wirken.
Auch bei der Thulium-Lasersektion zeigen Studien, dass sie mit einer TURP vergleichbar sind. Hier können der Krankenhausaufenthalt und die Katheterbehandlung ebenfalls verkürzt werden. Das Risiko von Blutungen ist ebenfalls geringer. Ein großer Vorteil der Laserbehandlung ist, dass das TUR-Syndrom nicht auftritt. Allerdings kommt ein trockener Samenerguss häufiger vor.
Für die beiden anderen Techniken ist nicht nachgewiesen, dass sie so erfolgreich wie eine TURP sind.[19]

---

[19] Quelle: www.gesundheitsinformation.de (Stand 10.01.2018)

Eine neuere Behandlungsmethode bei einer vergrößerten Prostata ist die *Prostata-Embolisation* (PAE).

Hierbei wird unter lokaler Betäubung ein dünner Katheter (unter 1 mm dick) über die Leistenarterie bis in die Arterien der Prostata geführt. Nun bringen Ärzte winzige Kügelchen (0,25 mm dick) in die Prostatagefäße ein. Diese haben zur Folge, dass die Blutversorgung des Organgewebes reduziert wird und die Prostata schrumpft. Der Patient ist während des Eingriffs bei Bewusstsein, Schmerzen durch den Katheter sind aber nicht zu befürchten.

Die Risiken einer Vollnarkose sind somit nicht gegeben.[20]

Sollten Sie sich für eine Operation entscheiden, klären Sie mit Ihrem Arzt / Ihrer Ärztin ab, welche Methode die richtige für Sie ist. Dies hängt von verschiedenen Faktoren ab wie z. B. der Größe der Prostata, dem Alter und dem allgemeinen Gesundheitszustand.

Ist eine OP immer nötig?

Diese Frage muss immer abgewogen und kann nicht pauschal beantwortet werden. Oben wurde gezeigt, dass es verschiedene Methoden gibt. Daher sollte man auch nach einer Methode Ausschau halten, die einen geringeren Eingriff beinhaltet. Eine Langzeitstudie aus den USA zeigt, dass, wenn bei einem Mann Prostatakrebs im Frühstadium festgestellt wird, nicht immer gleich eine Operation oder Bestrahlung notwendig ist. Sie zeigt, dass eine engmaschige Überwachung ohne Therapie absolut ausreichend ist. Man weiß, dass

---

[20] www.helios-gesundheit.de (Abrufdatum 18.11.2021)

im Alter der Krebs der Prostata sehr langsam wächst. Die Todesursache ist dann häufig eine andere als der Prostatakrebs. Daher kann bei einem 85-jährigen Patienten mit Begleiterkrankungen das Beobachten des Prostatakrebses durchaus in Betracht kommen. Ausnahmen sind aggressive Formen.

Prostatakrebs taucht meist bei älteren Männern auf. Es ist die häufigste Krebsart bei Männern und die dritthäufigste Todesursache. Wird der Tumor erst im Spätstadium erkannt, hat er meistens schon gestreut.

In Deutschland zahlen die Krankenkassen die Prostatakrebsvorsorge ab 45 Jahren. Da diese mittels der oben beschriebenen Tastuntersuchung stattfindet, ist der Krebs meist erst in fortgeschrittenem Stadium zu entdecken.

Weitaus früher lassen sich Krebszellen durch den ebenfalls beschriebenen PSA-Test nachweisen. Dieser schlägt relativ früh und auch bei weniger aggressiven Krebszellen an. Rund 70 Prozent der Neudiagnosen fallen in einen sehr frühen und nicht aggressiven Bereich. Diese Tumore wachsen sehr langsam, sodass der Patient sich bis zu seinem Lebensende eigentlich nicht behandeln lassen muss. Ist der PSA-Wert hoch, kann dies den Patienten beunruhigen oder sogar eine unnötige Operation nach sich ziehen. Es ist umstritten, ob der PSA-Test mehr nutzt oder schadet. Aus diesem Grund werden die Kosten dafür auch nicht von den Krankenkassen übernommen.

Die US-Langzeitstudie *PIVOT*, die an 731 Männern durchgeführt wurde, kommt zu folgendem Ergebnis: Bei einem Teil der Patienten erfolgte eine Operation oder eine Strahlentherapie. Bei den restlichen Patienten wurde der Tumor nicht entfernt, sondern regelmäßig überwacht. Eine Operation erfolgte nur, wenn die Patienten Symptome wie Schmerzen oder Beschwerden beim Wasserlassen hatten. Nach gut 20 Jahren erfolgte dann die Auswertung, bei wie vielen Patienten es therapiebedingte Komplikationen gab oder zu wie vielen Todesfällen es durch Krebs kam. Die Überlebenschancen waren bei beiden Gruppen nahezu gleich. Auf die Mortalität wirkte sich nicht aus, ob die Patienten direkt nach der Diagnose operativ oder durch Strahlentherapie behandelt wurden oder nicht. Gerald Andriole, von der *Washington University* in St. Louis sagt dazu: »Unsere Studie bestätigt damit, dass eine aggressive Therapie normalerweise gar nicht nötig ist. Diese Patienten haben auch ohne OP exzellente Prognosen.« (Siehe www.scinexx.de vom 13.Juli 2017.)

So kommen die Mediziner zu dem Schluss, dass bei Patienten mit positiven PSA-Werten, aber nur kleinen, nicht aggressiven Tumoren, eine regelmäßige Kontrolle ausreicht. Diese ermöglichen ebenso alt zu werden und verhindern dazu noch die Gefahr der Inkontinenz, Impotenz oder andere Komplikationen.

Andriole sagt aber auch, dass es falsch wäre, bei Patienten mit einem aggressiven Tumor eine Operation oder Bestrahlung zu verwerfen. Bei solchen Tumoren liegt der PSA-Wert in der Regel bei 20–30 Nanogramm je Liter. Bei der histologischen Untersuchung erreichen die Zellveränderungen einen Gleason-Score von mindestens sieben. In solchen Fällen ist unbedingt zu einer Operation geraten. Nur so kann der Bildung von Metastasen vorgebeugt werden.

Bei nur leicht erhöhten PSA-Werten und mikroskopisch kleinen Tumoren ist ein wachsames Abwarten definitiv die schonendere und effektivere Wahl.[21]

Experten meinen, dass nur ungefähr jede zweite Operation sinnvoll und nötig ist. In den USA geht man sogar davon aus, dass von 50.000

---

[21] Quelle: www.scinexx.de (Stand: 18.11.2021)

Prostataoperationen nur ca. 10.000 notwendig sind. Das heißt im Klartext: 40.000 unnötige Operationen. Diese Männer hätten ohne Operation genauso lange gelebt, allerdings mit einer wesentlich höheren Lebensqualität.

Aus dem Krankenhausreport von 2013, den die *BARMER GEK* vorstellte, gehen folgende Zahlen hervor: Ein Jahr nach der Entfernung der Prostata leiden circa 80 Prozent der Patienten an Impotenz, 16–20 Prozent klagen über Inkontinenz. 2011 gab es in Deutschland rund 83.000 stationäre Behandlungen, bei denen sehr oft operiert wurde. Bei rund 50 Prozent der Patienten wurde die Prostata komplett entfernt.

Zum Vergleich: In den USA gab es im gleichen Jahr ebenfalls 83.000 Prostataoperationen, allerdings ist die Bevölkerungszahl eine wesentlich höhere.

Das sagt uns also, dass Prostatakarzinome nicht unbedingt entnommen werden sollen, wenn sie klein und unauffällig sind. Eine Prostatektomie ist nur dann zu empfehlen, wenn die Lebenserwartung des Patienten zehn Jahre übersteigt.

Laut Studie sind keine Todesfälle in Kliniken nach einem solchen Eingriff bekannt. Dennoch gab es 13.000 Todesfälle durch Prostatakrebs.

Schilddrüsenoperationen

Die Schilddrüse (Glandula thyroidea) produziert wichtige Hormone für verschiedene Organfunktionen. Sie ist daher lebenswichtig. Das Organ hat die Form eines Schmetterlings und liegt knapp unter dem Kehlkopf an der Vorderwand der Luftröhre. Ihre beiden seitlichen

Flügel bestehen aus mehreren Läppchen, in denen sich die Schilddrüsenfollikel (kleine Bläschen) befinden, wo die Schilddrüsenhormone gespeichert sind. Sie wiegt zwischen 10 und 20 Gramm und ist von zwei festen Bindegewebskapseln umschlossen, während das Bindegewebe der Schilddrüse selber locker ist, um beim Schlucken flexibel zu sein. Sie benötigt Jod, um gesund funktionieren zu können. Während einer Schwangerschaft und der Stillzeit kommt es zu einem erhöhten Jod-Bedarf.

Die Funktion der Schilddrüse kann z. B. durch Jodmangel, Entzündungen, Schilddrüsenkrebs oder Autoimmunerkrankungen beeinträchtigt werden.

Die Schilddrüsenfollikel produzieren die Hormone *Trijodthyronin* (T3) und *Thyroxin* (T4). Diese sind sehr wichtig für die Funktion unserer Organsysteme. Sie erhöhen den Grundumsatz und den Energieverbrauch unserer Organa nach Bedarf.

Die wichtigsten Funktionen der Schilddrüse sind:

- Wärmeproduktion durch gesteigerten Sauerstoffverbrauch und Energieumsatz
- Steigerung der Kohlenhydrataufnahme und der körpereigenen Produktion von Kohlenhydraten und Eiweiß
- verstärkte Freisetzung des körpereigenen Fetts und die Beschleunigung des Cholesterinabbaus
- Erhöhung von Puls und Blutdruck
- stärkere Aktivierung des Nervensystems, was erhöhte Aufmerksamkeit und schnellere Reflexe bedeutet
- Steigerung von Knochenumbau
- Wachstum und Reifung von Gehirn, Muskeln und Skelett
- Bildung der C-Zellen *Calcitonin*, die sowohl am Kalzium- als auch am Knochenstoffwechsel beteiligt sind.

Unser Körper benötigt nicht immer die gleiche Menge an Schilddrüsenhormonen. Das stimulierende Hormon Thyroidea (TSH) reguliert je nach Bedarf den Schilddrüsenhormonspiegel in unserem Blut.

Teilweise sind die Schilddrüsenhormone an Transorteiweiße gebunden. Bei Bedarf werden T3 und T4 abgespalten und stehen dem Körper zur Verfügung. Sind sie freigesetzt, nennt man sie auch *fT3* und *fT4*.

Um ihre Hormone produzieren zu können, benötigt die Schilddrüse das Spurenelement Jod. Dieses müssen wir ihr mit unserer Nahrung zuführen, da unser Körper es nicht selbst produzieren kann. Es ist sehr wichtig, nicht zu viel, aber auch nicht zu wenig Jod zu sich zu nehmen, da dies die Funktion der Schilddrüse beeinträchtigen kann. Die *Deutsche Gesellschaft für Ernährung* empfiehlt Erwachsenen zwischen 19 und 51 Jahren eine tägliche Jodmenge von 200 Mikrogramm, ab 51 Jahren 180 Mikrogramm. Mehr als ein Milligramm Jod täglich kann zu einer Jodüberdosierung führen. Zwei bis drei Gramm können sogar tödlich sein. Über eine normale Ernährung ist dies aber kaum bis gar nicht möglich. Das Jod gelangt vom Darm ins Blut und weiter in die Schilddrüse. Dort angekommen, wird es in mehreren Schritten in die Schilddrüsenhormone eingebaut. Österreich galt lange als Jodmangelgebiet, da der Boden nicht sehr jodhaltig ist. Deshalb wurde dem Speisesalz in den 60er-Jahren Jod beigemischt. Auch in Deutschland finden wir Jodsalz in jedem Supermarkt, denn auch in Deutschland herrscht Jodmangel.

Zur Beurteilung, ob die Jodsalzprophylaxe in Deutschland beibehalten werden muss, wird regelmäßig ein sog. *Jodmonitoring* durchgeführt. Dies geschieht im Auftrag des *Bundesministeriums für Ernährung und Landwirtschaft*. Hierfür prüft man den Jodgehalt im

Urin und kann dadurch die Jodaufnahme schätzen. Zwischen 2008 und 2011 wurden 8.152 Personen befragt und untersucht. Die Altersgruppe lag zwischen 18 und 79 Jahren. Die tägliche Jodzufuhr bei Männern wurde auf 125,9 Mikrogramm geschätzt, bei Frauen auf 125,3 Mikrogramm. Daraus ergibt sich, dass die tägliche Jodzufuhr circa 30 Prozent unter dem empfohlenen Wert liegt. Bei Kindern und Jugendlichen (Altersgruppe 3 bis 17 Jahre) weisen knapp 44 Prozent eine tägliche Jodzufuhr unterhalb des mittleren geschätzten Bedarfs auf.

An was kann die Schilddrüse erkranken?

Mögliche Erkrankungen der Schilddrüse sind z. B. die Schilddrüsenüber- bzw. -unterfunktion, Entzündungen, Struma (auch *Kropf* genannt) oder Schilddrüsenkrebs.

Eine Schilddrüsenüberfunktion bringt Symptome wie Herzrasen, Durchfall, Nervosität, Reizbarkeit und Gewichtsverlust mit sich.

Bei der Schilddrüsenunterfunktion werden Patienten oft depressiv, die Haare stehen strohig zu Berge, man verliert Gewicht und die Darmfunktion stockt.

Der *Kropf* ist eine Vergrößerung der Schilddrüse (Struma diffusa). Dies passiert meist mit einem knotigen Umbau des Gewebes (Struma nodosa). Meist ist der Grund für ein Struma jahrelanger Jodmangel, bedingt durch die Ernährung. Es kommt dann zu einer Vermehrung der Schilddrüsenzellen, die zur Vergrößerung des Organs führen. Aber auch Zysten können ein Grund für eine Schilddrüsenvergrößerung sein, dies ist aber nur selten der Fall. Die Vergrößerung sowie die knotigen Veränderungen sind meist gutartig. Allerdings könnte auch ein Tumor der Grund dafür sein, was aber sehr selten ist. Es ist auf jeden Fall wichtig, den Grund dieser Vergrößerung ärztlich abklären zu lassen.

Bei einer Entzündung (Thyreoiditis) ist das Gewebe der Schilddrüse betroffen. Bei einer akuten Schilddrüsenentzündung kann es zu einer Überfunktion der Schilddrüse kommen. Die Symptome sind Schmerzen beim Berühren des Schilddrüsenbereichs oder auch grippeähnliche Symptome. Diese heilen in der Regel ohne Folgeschäden aus, selten kann eine Unterfunktion entstehen. Die akute, eitrige Entzündung wird mit Antibiotikum und Entzündungshemmern behandelt. Wird mittels Ultraschall oder CT ein Abszess festgestellt, könnte eine Operation notwendig sein. Bei einer subakuten Schilddrüsenentzündung reicht meist die Einnahme von entzündungshemmenden Medikamenten. Nur in seltenen Fällen ist eine Cortisontherapie notwendig. Diese Art der Entzündung heilt in Regel schnell aus. Allerdings kann es danach zu einer Unterfunktion kommen.

Die häufiger auftretende Schilddrüsenentzündung ist Hashimoto-Thyreoditis.[22]

Eine Schilddrüsenerkrankung muss immer behandelt werden, da sie zu einer veränderten Hormonabgabe führt und der allgemeine Hormonhaushalt des Körpers beeinträchtigt wird. Eine Behandlung kann durch eine Medikamententherapie, eine Radiojodtherapie oder eine Operation erfolgen.

Eine Operation wird empfohlen, wenn die vergrößerte Schilddrüse andere Organe einengt. Werden Luft- oder Speiseröhre eingeengt, kann dies zu großen Beeinträchtigungen im Alltag führen. Auch bei begründetem Verdacht auf einen Tumor kann operiert werden.

---

[22] Quelle: www.gesundheit.gv.at (österr.) Bundesministerium Soziales, Gesundheit, Pflege und Konsumentenschutz (Stand: 20 11.2021)

Bei Schilddrüsenknoten wird zwischen *kalten* und *heißen* Knoten unterschieden. Kalte Knoten produzieren weniger Hormone als das restliche Gewebe. Sie werden bei schnellem Wachstum oder bei Verdacht bösartig zu sein, entfernt. Die *heißen* Knoten produzieren vermehrt Hormone und führen zu einer Überfunktion. Funktioniert die Radiotherapie nicht, wird operiert.

Eine Schilddrüsenoperation wird unter Vollnarkose durchgeführt und dauert in der Regel ein bis zwei Stunden. Der Zugang erfolgt durch einen kleinen Schnitt unterhalb des Halses. Man nennt ihn *Kragenschnitt*, da er meist durch den Kragen der Kleidung verdeckt wird und somit kosmetisch kein Problem darstellt. Der Arzt legt die Schilddrüse frei und entfernt je nach Diagnose das krankhafte Gewebe.

Steht vor einer Operation nicht fest, ob es sich um einen bös- oder gutartigen Tumor handelt, wird eine Gewebeprobe entnommen (Biopsie), die durch einen Pathologen untersucht wird. Bei einer Operation der Schilddrüse muss der Arzt / die Ärztin sehr auf das Umfeld achten, sodass Nerven, Speise- und Luftröhre oder die Stimmbänder nicht beschädigt werden. Damit nach der Operation Blut und Wundwasser abfließen können, wird ein Drainageröhrchen gesetzt.

Der Krankenhausaufenthalt nach einer Schilddrüsenoperation dauert zwei bis drei Tage. Am Tag nach der Operation kann der Patient wieder normal essen und trinken. Das Drainageröhrchen wird am zweiten Tag nach der Operation entfernt. Die Fäden werden eine Woche später gezogen.

Nach der Operation kümmert sich ein Hals-Nasen-Ohren-Arzt um die Kontrolle der Stimmbandfunktionen, um deren Schädigung oder die der umliegenden Nerven auszuschließen.

Vier bis sechs Wochen nach der Operation wird der Hormonhaushalt mittels Blutuntersuchung kontrolliert. Dies kann beim Hausarzt erfolgen. Je nach Laborergebnis entscheidet der Hausarzt nun darüber, ob Schilddrüsenhormone gegeben werden müssen oder nicht. Wurde die Schilddrüse komplett entfernt, ist die Einnahme von Hormonen ein Leben lang notwendig.[23]

Ist eine Operation immer notwendig?

Auch bei der Schilddrüse ist zu sagen, dass nicht jede Operation notwendig ist. Laut Professor Thomas J. Musholt, Leiter der *Endokrinen Chirurgie der Universitätsmedizin Mainz*, findet man in Deutschland Schilddrüsenknoten von über einem Zentimeter Durchmesser bei 5,3 Millionen Männern und 9 Millionen Frauen. Die Inzidenz von Schilddrüsenkarzinomen liegt dagegen nur bei 5.000–10.000. Nach der DRG-Statistik sterben jährlich nur 200 Patienten an einem Schilddrüsenknoten. Bevor man sich unters Messer legt, sollte man also abwägen, ob das wirklich nötig ist.

Knoten sollten vorrangig beobachtet werden. Bei einem schnellen Knotenwachstum, Symptomen wie Heiserkeit und Stridor (pfeifendes Geräusch beim Einatmen, bedingt durch eine Blockade des Rachens, der Luftröhre oder des Kehlkopfes), bei Schilddrüsenkarzinomen in der Familie oder einer früheren Bestrahlung des Halses sollte man mit der Indikation zur Operation großzügiger sein.

Beim Verdacht auf ein Karzinom ist eine Feinnadelaspirationsbiopsie notwendig. Häufig gibt es hier gutartige Befunde. Selten werden Mikrokarzinome festgestellt, die aber nicht

---

[23] Quelle: primomedico.com (Stand: 21.11.2021)

behandlungsbedürftig sind.

Allerdings muss man wissen, dass Menschen über 65 circa 50 Prozent Knoten aufweisen, bei noch älteren Menschen sind es circa 70 Prozent. Bei dieser Menge ist es gar nicht möglich, bei jedem Einzelnen eine Biopsie durchzuführen.

Man darf auch nicht vergessen, dass immerhin zwei Prozent der Patienten Probleme nach einer Schilddüsenoperation haben. Diese äußern sich beispielsweise durch Beschädigungen des Kehlkopf- oder Stimmnervs, Problemen bei hohen Tönen oder einer raschen Ermüdung der Stimme oder Schluckbeschwerden.[24]

Eine Funktionsstörung der Schilddrüse kann auch mit Hormonen oder einer Bestrahlung behandelt werden.

Die Angst vor einem Tumor ist in Deutschland offenbar viel größer als in anderen europäischen Ländern, was zu wesentlich mehr Operationen hierzulande führt, auch wenn die Zahlen laut dem Statistischen Bundesamt rückläufig sind.

	2016	2017	2018	2019	2020
Operationen an endokrinen Drüsen	167.687	159.904	148.036	151.061	132.617
Inzision im Gebiet der Schilddrüse	1.890	1.774	1.811	1.782	1.441
Hemithyreoidektomie	24.798	24.268	22.792	23.779	21.320
Andere partielle Schilddrüsenresektion	11.874	10.984	9.448	9.612	7.835
Thyreoidektomie	37.366	34.530	30.342	29.907	25.718
Operationen an der Schilddrüse durch Sternotomie	212	211	212	209	181
Exzision des Ductus thyreoglossus	2.295	2.341	2.417	2.662	2.119
Partielle Nebenschilddrüsenresektion	2.373	2.612	2.610	2.936	2.740
Parathyreoidektomie	4.706	4.514	4.252	4.480	3.997
Operationen a.d.Nebenschilddrüse durch Sternotomie	60	57	44	41	42
And. Operationen a.Schilddrüse u.Nebenschilddrüsen	72.915	69.545	65.671	66.775	59.017

---

[24] Quelle: www.aerztezeitung.de (Veröffentlichung 22.04.2015)

Aber es sind nicht nur Ärzte, die vorschnell zu einer Operation raten. 2018 wies etwa jeder vierte Erwachsene in Deutschland Schilddrüsenknoten auf. Diese beunruhigen die Patienten natürlich, sodass oftmals der Wunsch nach einer Entfernung des Organs geäußert wird. Allerdings sollte man sich vor Augen halten, dass Knoten in der Schilddrüse nur sehr selten bösartig sind. Bei Männern machen sie nur 0,5 Prozent aller bösartigen Tumore aus, bei Frauen 1,5 Prozent. Bei älteren Patienten ist das Risiko noch geringer. Deshalb wäre eine voreilige Operation nur eine unnötige Belastung des Körpers und ein ebenfalls unnötiges Narkoserisiko. – Insbesondere wenn man bedenkt, dass nach einer Operation für eine lange Zeit, unter Umständen sogar das ganze Leben lang, Medikamente eingenommen werden müssen. Der Arzt/die Ärztin sollte Knoten mittels Ultraschall und Blutuntersuchung regelmäßig kontrollieren.

Laut der Deutschen Gesellschaft für Endokrinologie wird in Deutschland drei bis achtmal häufiger operiert als in Großbritannien oder den USA (bezogen auf die Bevölkerung). Die Deutschen haben aber nicht häufiger Schilddrüsenkrebs als die Briten oder die Amerikaner. Dies lässt vermuten, dass wir in Deutschland evtl. voreilig operieren. Ebenso beweisen dies die Zahlen im Vergleich mit anderen europäischen Ländern:

---

[25] Quelle: Statistisches Bundesamt, *Destatis* (Abrufdatum 09.11.2021)

Häufigkeit von Schilddrüsenoperationen pro 100.000 Einwohner

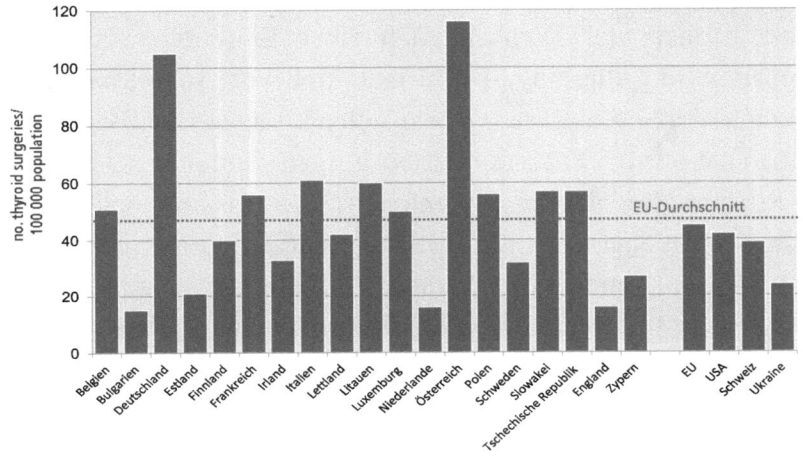

(siehe de.statista.com vom 23.9.2022)

Nach Angaben der DGE werden die meisten Operationen aufgrund einer vergrößerten Schilddrüse vorgenommen. Dies kann aber auch eine Spätfolge von Jodmangel sein. Ist die Schilddrüse vergrößert, bilden sich häufig Knoten, die man durch Abtasten nicht von kalten oder heißen Knoten unterscheiden kann. Bei vielen Patienten würde hier schon eine Jodbehandlung oder eine Hormontherapie helfen. Ebenso könnte eine Radiojodtherapie wirksam sein.

Das heißt, dass sehr oft nicht alle diagnostischen Maßnahmen ausgeschöpft werden.[26] Auch hier rate ich zu einer zweiten Meinung, die jedem Patienten zusteht.

---

[26] Quelle: www.spiegel.de (Veröffentlicht 11.03.2013)

Operationen der Gebärmutter und der Eierstöcke

Der Vergleich von operativen Leistungen in Deutschland mit der medizinischen Versorgung im Ausland ist nur sehr schwierig möglich. Es wird zwar im Rahmen z. B. der EU die europäische Dienstleistungsfreiheit gewährleistet, sodass auch die Inanspruchnahme grenzüberschreitender medizinischer Leistungen vom Patienten gerne beantragt wird (im Bereich konservativer Leistungen sind es insbesondere Zahnbehandlungen und balneophysikalische Leistungen wie Kuren), aber auch für Operation ist ein Markt außerhalb von Deutschland entstanden, der zunehmend aufgesucht wird. Ich erinnere an Augenoperationen in Russland oder Verpflanzungsmedizin in Tschechien. Gerne werden orthopädisch-unfallchirurgische Leistungen in der Schweiz in Anspruch genommen. Der Begriff *Medizintourismus* ist daher eher abwertend, da die damit einhergehenden Probleme verniedlicht werden. Ziel dieser Schrift kann es nicht sein, europarechtliche und zivilrechtliche Probleme zur erörtern. Beispielhaft sei hier das Problem der sog. *Reproduktionsmedizin* genannt: In Deutschland verbotene Maßnahmen werden im Ausland durchgeführt. Hierbei kann nur betont werden, dass Bürger eines jeden Landes sich an dessen Gesetze halten sollten. Welche Probleme in solchen Fällen auftreten können, sieht man am Fall der Brustimplantate, die sich etliche Frauen im Ausland einsetzen ließen, weil sie dort günstiger waren. Als es mit den Implantaten zu Problemen kam, waren die entsprechenden Firmen im Ausland insolvent. Soweit es um die Kostenübernahme für balneophysikalischen Maßnahmen geht, wird angeraten, vorab bei der jeweiligen Krankenkasse anzufragen, inwiefern eine spätere Rechnungslegung von den Kassen übernommen wird.

Ein weiterer Punkt, weswegen der Vergleich mit dem Ausland so schwer fällt ist, dass die medizinische Tradition in jedem Land anders ist. Länder wie die Schweiz oder Großbritannien sind sehr operativ ausgelegt, während Länder wie Tschechien oder Ungarn bei der Bädertherapie eine lange Tradition bzgl. konservativer Leistungen haben. Letztlich hängt es auch von der Leistungsfähigkeit eines jeden Gesundheitssystems ab, inwiefern konservative Leistungen gezahlt werden sollen.

Welche Probleme kann die Gebärmutter verursachen?

Die Gebärmutter (Uterus) ist ein etwa 7–10 cm hohes und 5 cm breites Hohlorgan, in dem sich der menschliche Embryo bis zur Geburt entwickelt. Sie liegt im kleinen Becken der Frau zwischen Harnblase und Enddarm und wird über verschiedene Haltebänder an dieser Stelle gehalten. Die Beckenbodenmuskulatur verhindert das Absinken der Gebärmutter. Die oberen zwei Drittel bezeichnet man als *Gebärmutterkörper* mit der Kuppel im obersten Bereich. Sie überragt rechts und links den Abgang je eines Eileiters.

Bei circa 10–20 Prozent aller Frauen ist die Gebärmutter nach hinten geneigt und/oder nach hinten abgeknickt. Dies kann verschieden Gründe haben. Zum einen kann es angeboren sein, aber auch auf verschiedene Füllungszustände der Nachbarorgane, wie z. B. der Harnblase, zurückzuführen sein. Auch Entzündungen oder Tumore können ein Grund sein. Symptome können Rückenschmerzen,

Schmerzen beim Geschlechtsverkehr oder auch sehr heftige Regelschmerzen, starke Regelblutungen oder sogar Sterilität sein.

Die Gebärmutterschleimhaut kann auch außerhalb des Uterus wachsen (Endometriose), z. B. im Eileiter, den Eierstöcken, in der Vagina, dem Bauchfell oder sogar außerhalb des Genitalbereichs, der Leiste, dem Enddarm, in Lymphknoten oder im Gehirn – außerhalb des Genitalbereichs kommt das aber nur sehr selten vor. Diese Endometriumherde nehmen ebenfalls am Zyklusgeschehen teil, werden also inklusive einer kleinen Blutung auf- und abgebaut. Symptome sind hier Unterleibsschmerzen, zyklisch auftretende Rückenschmerzen, Schmerzen beim Geschlechtsverkehr, Menstruationsstörungen und Unfruchtbarkeit.

Es gibt aber auch Fehlbildungen der Gebärmutter. So können z. B. zwei Gebärmutterkörper mit einem gemeinsamen Gebärmutterhals vorhanden sein oder auch mit zwei Gebärmutterhälsen. Bei manchen Frauen ist von Geburt an auch gar keine Gebärmutter vorhanden.

Die Gebärmutter kann sich absenken, meist zusammen mit der Scheide. Durch die enge bindegewebige Verbindung werden die umliegenden Organe wie z. B. die Harnblase *mitgenommen*. Das Absenken ist ein fortschreitender Prozess, der zur Folge haben kann, dass die Gebärmutter aus der Scheide austreten kann. Grund für eine Absenkung der Beckenorgane können eine Schwäche oder eine Verletzung des Beckenbodens sein, aber auch Übergewicht, chronischer Husten oder chronische Verstopfung.

Gebärmutterhalskrebs kann durch frühzeitigen ersten Geschlechtsverkehr, mangelnde Genitalpflege oder häufig wechselnde Geschlechtspartner entstehen. Diese Faktoren erhöhen die Gefahr einer Infektion mit *Humanen Papillomavieren* (HPV), die an der Entstehung des Gebärmutterkarzinoms beteiligt sind. Viel häufiger entwickelt sich jedoch ein bösartiger Tumor im

Gebärmutterkörper, der Gebärmutterkrebs. Risikofaktoren hierfür sind beispielsweise ein höheres Alter, starkes Übergewicht, Diabetes mellitus oder Bluthochdruck. Frauen, die nie ein Kind geboren haben, sind im Übrigen anfälliger für Gebärmutterkrebs.

Ein durch Östrogene hervorgerufenes starkes Wachstum des Endometriumgewebes kann Uterus-Polypen begünstigen. Dies sind gutartige Muskelgeschwülste in oder auf der Gebärmutter. Sowohl Polypen als auch Myome können Beschwerden verursachen, müssen es aber nicht.[27]

Die Entfernung der Gebärmutter im europäischen Ausland sei als Beispiel genannt. Hierbei kommt es auch im europäischen Vergleich auf die Art der Gebärmutterentfernung an. Auch hier ist der Vergleich mit dem Ausland schwierig: Wird die gesamte Gebärmutter, sog. *totale Hysterektomie,* oder nur ein Teil der Gebärmutter entfernt, sog. *subtotale Hysterektomie?* Die *subtotale Hysterektomie* ist z. B. in skandinavischen Ländern besonders weit verbreitet. Hierbei besteht der Vorteil, dass diese Art der Operation gut laparoskopisch durchführbar ist.

Auch bei der Gebärmutterentfernung sind Zusammenhänge zwischen dem sozioökonomischen Status, insbesondere Bildungsstatus bekannt. Weiterhin hängt die Gebärmutterentfernung auch mit der Anzahl der Geburten zusammen. In manchen Ländern ist die Geburtenrate hoch, daher ist dort eine Gebärmutterentfernung häufiger vorzufinden. Dann spielt auch noch das Körpergewicht eine Rolle. Im Vergleich zu den USA liegt Deutschland, was die Gebärmutterentfernung anbelangt, im Mittelfeld (siehe Mitteilung des RKI, GBE 1-2014).

---

[27] Quelle: www.netdoktor.de/Eva Rudolf-Müller (21.06.2017)

In den USA wird bei mehr als einem Drittel der Frauen bis 60 Jahre eine Gebärmutterentfernung durchgeführt. In Dänemark hingegen nur bei ca. zehn Prozent der Frauen.

Gründe für die Entfernung der Gebärmutter (Uterusexstirpation oder auch Hysterektomie) sind zu 90 Prozent gutartige Erkrankungen, gutartige Tumore oder starke Monatsblutungen.

2008 waren es nur 9,4 Prozent der Patientinnen, die wegen eines bösartigen Tumors, und nur drei Prozent, die wegen einer Veränderung der Schleimhaut operiert wurden.

Weitere Gründe für eine Gebärmutterentfernung können Entzündungen oder unstillbare Blutungen nach einer Geburt sein.

Bereits 2003 sagten Gynäkologen, dass circa 70–90 Prozent der Gebärmutterentfernungen unnötig seien. Bereits damals gab es schon Alternativen bzw. gebärmuttererhaltende Operationen. So kann man beispielsweise nur den wirklich betroffenen, zu Beschwerden führenden Teil operieren. Dies hat den Vorteil, dass es nicht zu den üblichen postoperativen Nebenwirkungen kommt. Dies können Harninkontinenz oder sexuelle Probleme sein.

Aber natürlich dürfen die psychischen Probleme, die auftreten können, nicht vergessen und unterschätzt werden.

Dabei gibt es Alternativen zur Gebärmutterentfernung. Sind starke Blutungen während der Menstruation der Grund, kann die *NovaSure-Methode* (auch *Goldnetz-Methode* genannt) angewandt werden. Sie kommt allerdings nur für Frauen infrage, die keinen oder keinen weiteren Kinderwunsch mehr haben. Hierbei wird die Schleimhaut an der Gebärmutterinnenseite mittels elektrischer Energie verödet und entfernt. Der große Vorteil dieser Methode ist, dass die Gebärmutter nicht entfernt werden muss und der Hormonhaushalt intakt bleibt. Nebenwirkungen wie Inkontinenz oder die Absenkung der Harnblase gibt es hierbei nicht.[28]

Eine Endometriose kann auch durch eine Hormonbehandlung therapiert werden. Die Endometrioseherde können auch mithilfe einer Bauchspiegelung entfernt werden, was die Chance auf eine Schwangerschaft erhöhen kann.

Myome können durch eine Myomennukleation behandelt werden. Diese Methode eignet sich besonders bei Myomen in der Muskulatur sowie an der Außenseite der Gebärmutter. Der Eingriff erfolgt minimalinvasiv durch mehrere kleine Schnitte in der Bauchdecke. Nun wird der Bauch mit Gas gefüllt, um die Sichtbarkeit zu erhöhen. Über die Schnitte werden die optischen und die Operationsinstrumente eingebracht. Der Eingriff erfolgt im Krankenhaus und zieht einen circa zweitägigen Aufenthalt nach sich. Der Vorteil sind der geringe Blutverlust und die geringen Schmerzen nach der Operation.[29]

Bei einer Gebärmuttersenkung besteht die Notwendigkeit zur Entfernung nur dann, wenn es Begleiterscheinungen wie Verwachsungen oder eine vergrößerte Gebärmutter gibt. Es gibt keine wissenschaftlichen Belege dafür, dass ein erneutes Absenken der Organe durch die Entfernung der Gebärmutter verhindert werden kann.[30]

Warum werden trotz Alternativen so viele Gebärmuttern entfernt?

Auf der einen Seite wünschen sich viele Frauen die Entfernung der

---

[28] Quelle: mobil-krankenkasse.de (Stand: 01.02.2022)
[29] Quelle: klinikum-stuttgart.de (Stand: 14.02.2022)
[30] Quelle: femeda.de, Connie Gräf-Adams (09.06.2020)

Gebärmutter, um die Beschwerden endgültig loszuwerden. Experten sind jedoch der Meinung, dass hier die hohen Fallpauschalen, die von den Krankenkassen gezahlt werden, der Grund sein könnten. Für eine Entfernung der Gebärmutter werden 3.000 Euro gezahlt. Bei Therapien, die die Gebärmutter erhalten, liegen die Erstattungen deutlich geringer. Außerdem müssen die Assistenzärzte bei ihrer Weiterbildung zum Gynäkologen eine gewisse Anzahl operativer Eingriffe nachweisen. Dies könnte natürlich auch zu einer etwas großzügigeren Auslegung der Notwendigkeit führen.[31]

	2011	2012	2013	2014	2015	2016	2017	2018	2019	2020
Amputation der Cervix uteri	159	238	221	212	184	178	195	206	192	174
Andere Operationen an der Cervix uteri	1.381	1.467	1.564	1.532	1.584	1.606	1.582	1.701	1.765	1.792
Inzision des Uterus (Hysterotomie)	101	125	87	106	113	126	107	101	98	100
Exzision/Destruktion v.erkranktem Gewebe d. Uterus	43.047	44.730	45.271	47.566	45.900	48.210	49.646	52.778	52.977	46.444
Subtotale Uterusexstirpation	19.125	20.725	22.983	24.290	22.515	22.633	23.376	25.071	24.846	21.772
Uterusexstirpation (Hysterektomie)	112.183	104.879	95.489	93.796	86.790	82.914	77.561	75.747	71.904	61.669
Zervixstumpfexstirpation	549	633	642	701	741	748	691	730	760	694
Radikale Uterusexstirpation	7.717	7.618	6.983	6.924	6.283	6.126	5.757	5.033	4.716	4.670
Radikale Zervixstumpfexstirpation	87	116	132	121	94	75	72	62	46	46
Exenteration/Eviszeration d.weibl.kleinen Beckens	1.175	1.308	1.377	1.422	1.413	1.417	1.353	1.531	1.555	1.499

[32]

[31] Quelle: femeda.de, Connie Gräf-Adams (09.06.2020)
[32] Quelle: Statistisches Bundesamt, *Destatis*, (Abrufdatum: 09.11.2021)

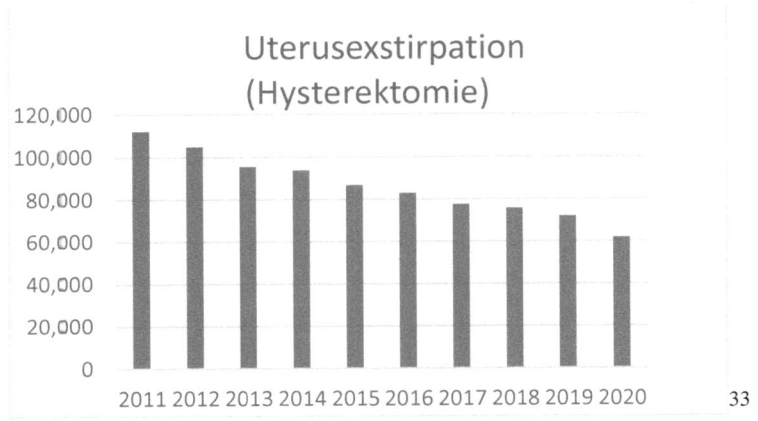

Uterusexstirpation (Hysterektomie)

33

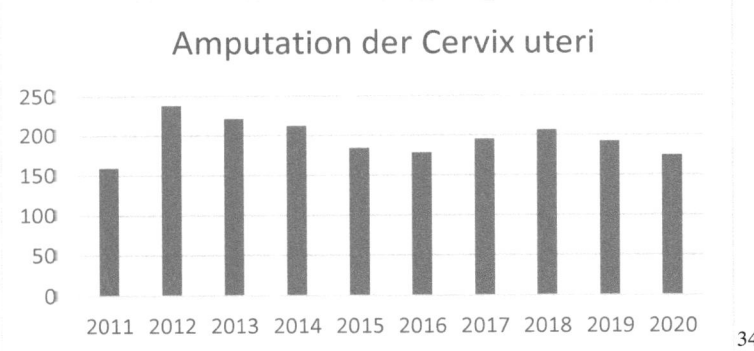

Amputation der Cervix uteri

34

Die Entfernung der Eierstöcke (Ovarien) bedeutet einen Eingriff in den gesamten Körper. Die Ovarien zählen zu den inneren Geschlechtsorganen der Frau und sind Fortpflanzungsorgane. Sie befinden sich im kleinen Becken und können mit zwei Fingern ertastet werden. Dabei liegt ein Finger auf der Bauchdecke, der andere in der Scheide. Die Eierstöcke sind von einem speziellen

[33] Quelle: Statistisches Bundesamt, *Destatis*, (Abrufdatum 09.11.2021)
[34] Quelle: Statistisches Bundesamt, *Destatis*, (Abrufdatum 09.11.2021)

Gewebe umgeben, welches außen aus einer Rinde besteht, in der sich die Eizellen befinden, sowie dem innen liegenden Mark. In den Eierstöcken werden Geschlechtshormone (Östrogen, Östradiol und Progestoron) und die Eizellen produziert. Diese werden einmal im Monat ausgestoßen. Dieser Vorgang ist der Eisprung (Ovulation). Mit den Wechseljahren endet die Produktion der Eizellen. Die Hirnanhangdrüse (Hypohyse) steuert die Aufgaben der Eierstöcke. Sie schüttet in regelmäßigen Abständen die Hormone FSH und LH aus.

Manche Frauen entscheiden sich für die Entfernung der Eierstöcke als Empfängnisverhütung, wenn der Kinderwunsch abgeschlossen ist.

Mögliche Erkrankungen der Eierstöcke

Die Eileiterentzündung entsteht durch Bakterien. Es können beide, aber auch nur ein Eileiter betroffen sein, der Verlauf kann chronisch oder akut sein. Als Folge kann es auch zu einer Eierstockentzündung mit Abszessbildung und zu einer Infektion des Bauchfells kommen. Häufige Symptome einer Eileiterentzündung sind Fieber und/oder Schmerzen im Unterbauch. Strenge Bettruhe und Antibiotika, dazu Schmerzmittel sind hier das Mittel der Wahl. Gegebenenfalls muss über eine Bauchspiegelung der Abszess geöffnet werden. Dann werden die Keime auf ihre Empfindlichkeit die Antibiotika betreffend getestet.

Chlamydien sind ein häufiger Grund für diese Entzündung, die bis hin zur Unfruchtbarkeit führen kann. Beginnt die Behandlung jedoch rechtzeitig, können Funktionen und Fruchtbarkeit in aller Regel aufrechterhalten werden.

Eierstockkrebs (Ovarial-Karzinom)

Das Ovarial-Karzinom ist ein bösartiger Tumor, der sich vom Eierstock ausbildet. 10–15 Prozent dieser Erkrankungen haben ihren Ursprung in speziellen Zellen des Bauchfells.
Patientinnen mit Eierstockkrebs sind im Durchschnitt 65 Jahre alt. Kinderlose und Frauen, die erst spät Kinder bekommen haben, haben ein erhöhtes Risiko, ebenfalls wenn Eierstockkrebs bereits in der Familie aufgetreten ist oder eine Genmutation besteht.
Leider gibt es keine eindeutigen Symptome. Die Beschwerden können sich mit einer Leistungsminderung oder einer Blutungsstörung äußern. Aber auch Bauschmerzen und Beschwerden beim Stuhlgang sowie eine Zunahme des Bauchumfangs können vorkommen.
In der Regel wird die Operation über einen Bauchhöhlenschnitt durchgeführt. Der Tumor wird dann vollständig entfernt. Außerdem werden befallene Lymphknoten, die Eileiter, die Gebärmutter und die Fettschürze entfernt.

Eierstockzyste

Kommt es zu einer Geschwulst am Eierstock, spricht man von einer *Eierstockzyste* (Ovarialzyste). Eierstockzysten kommen sehr häufig vor. Sie werden sehr oft durch Hormonstörungen hervorgerufen. Beim Eisprung kommt es zum Platzen des Follikels, sodass die Eizelle mit der Flüssigkeit in den Eileiter kommt. Bleibt dies aus, kommt es auch zu keinem Eisprung. Die Flüssigkeit sammelt sich und es bildet sich eine Zyste.

Oftmals verursacht eine Eierstockzyste keinerlei Beschwerden und wird nur im Rahmen einer gynäkologischen Untersuchung mit Ultraschall entdeckt. Wächst sie jedoch auf eine bestimmte Größe, kann sie auf benachbarte Organe drücken, was sich durch dumpfe, ziehende Unterleibsschmerzen bemerkbar macht. Aber auch Schmerzen beim Geschlechtsverkehr, Rückenschmerzen oder häufiges Wasserlassen können Symptome sein.

Wenn die Zyste platzt, macht sich dies durch ein Ziehen im Unterleib bemerkbar. Sollten dabei Blutgefäße zerreißen, kann es zu Blutungen im Bauchraum kommen.

Oftmals bilden sich Zysten von alleine zurück. Wenn nicht, wird zunächst eine Hormonbehandlung durchgeführt. Sollte dies nichts nützen und die Zyste weiterwachsen, wird in der Regel eine Bauchspiegelung gemacht. Wenn sich herausstellt, dass es sich um einen Tumor handelt, wird dieser operativ entfernt.[35]

Welche Alternativen gibt es?

Starke Monatsblutungen oder Schmerzen können mit einer Hormonspirale oder der Anti-Baby-Pille verbessert werden. Die Hormonspirale gibt das sog. *Gelbkörperhormon* ab, das für den Abbau der Schleimhaut zuständig ist. Durch eine Ausschabung kann sichergestellt werden, dass keine bösartige Erkrankung vorliegt. Damit Blutungen nicht immer wieder auftreten, kann die Schleimhaut verödet werden (siehe oben). Sollte dennoch eine komplette Entfernung der Gebärmutter notwendig sein, sollte der

---

[35] Quelle: www.leading-medicine-guide.de (Stand: 21.10.2019)

Gebärmutterhals erhalten bleiben, da dieser den Beckenboden stabilisiert.

Myome können ebenfalls mit Hormonen behandelt werden. Bei manchen Formen der Myome kann mittels Embolisation die Blutzufuhr der Myome mit kleinen Kügelchen unterbrochen werden, sodass die Myome schrumpfen. Besonders bei jungen Frauen mit Kinderwunsch ist der fokussierte Ultraschall eine gute Methode. Hierbei werden hochenergetische Ultraschallwellen durch die Bauchdecke auf einen Punkt des Myoms gebracht. Innerhalb von Sekunden entwickeln sich Temperaturen zwischen 60 und 80 Grad und das Myomengewebe wird zerstört.

Bei leichten Senkungsbeschwerden helfen sog. *Scheidenpessare.* Sie sind meistens aus Kunststoff oder Silikon. Das schalen-, ring- oder würfelförmige Pessar wird, ähnlich wie ein Tampon, täglich selbst in die Scheide eingeführt und entfernt. Es spannt das Scheidengewölbe und stützt die Gebärmutter somit ab.[36]

Bei Gebärmutterkrebs oder Gebärmutterhalskrebs kann unter Umständen eine Operation vermieden werden, wenn sich der Tumor mit einer Chemo- und Strahlentherapie behandeln lässt. Dies hängt nicht nur vom Tumor selbst ab, sondern auch davon, in welchem Stadium er sich befindet, sowie davon, ob noch ein Kinderwunsch vorhanden ist und dem allgemeinen Gesundheitszustand der Patientin.

Komplementäre Therapien

Komplementäre Therapien sind begleitende Therapien. Sie können

---

[36] Quelle: www.ndr.de/ratgeber/gesundheit (Stand: 06.03.2018)

neben der herkömmlichen Behandlung eingesetzt werden. Sie können Abwehrkräfte steigern und das Wohlbefinden sowie die Lebensqualität des Patienten verbessern. Dazu gehören z. B. Ernährungs- und Bewegungstherapien, Hypnose, Thymuspräparate, Enzyme oder Phenole, die aus grünem oder schwarzem Tee gewonnen werden, Massagen und psychologische/psychosomatische Therapien.

Wichtig ist, dass diese Therapien *nur* begleitende Therapien sind, sie können die Schulmedizin keinesfalls ersetzen.[37]

Wie bei den vorherigen Themen ist es hier auch so, dass nicht immer die Operation Mittel der Wahl ist. Es gibt bis zu gewissen Stadien oft schonendere Behandlungsmethoden. Sprechen Sie Ihren Arzt auf jeden Fall darauf an und fragen Sie ihn nach konservativen bzw. minimal-invasiven Eingriffsmöglichkeiten.

Dialysen

Was ist eine Dialyse?

Die Dialyse ist ein Verfahren, das die Arbeit der Nieren übernimmt, wenn diese nicht mehr richtig funktionieren. Das Blut wird durch eine Maschine von Wasser, Abfall- und Ausscheidungsprodukten befreit, die ansonsten zu lebensbedrohlichen Vergiftungserscheinungen führen würden. Man spricht bei einer

---

[37] Quelle: krebsgesellschaft.de (Stand: März 2021)

Dialyse auch von einem *Nierenersatztherapieverfahren*.
Da der Körper ständig neue Ausscheidungsprodukte produziert, begleitet einen chronisch kranken Menschen die Dialyse ein Leben lang oder bis es zu einer Nierentransplantation kommt. Da die Dialyse mehrmals in der Woche durchgeführt werden muss, bedeutet sie eine enorme Veränderung im Leben des Patienten, aber auch eine Verbesserung der Lebenssituation.

Welche Aufgaben übernimmt die Dialyse genau?

Die wichtigste Funktion der Nieren ist die Reinigung des Blutes. Giftige Stoffe und Stoffwechselprodukte werden aus dem Blut gefiltert. Sie werden dann mit überschüssigem Wasser und Salzen über den Urin ausgeschieden. Die Nieren regulieren so den Flüssigkeits-, Elektrolyt- und Säure-Basen-Haushalt. Außerdem spielen sie eine große Rolle bei der Kontrolle des Blutdrucks sowie beim Vitamin- und Hormonhaushalt.

Jeder Mensch besitzt zwei Nieren. Sollte eine Niere erkranken oder bei einer Operation entfernt werden müssen und somit ihre Aufgaben nicht mehr erfüllen können, kann die zweite Niere diese fast vollständig übernehmen. Wenn aber beide Nieren nicht mehr vollständig arbeiten können, ist eine Nierenersatztherapie notwendig. Es ist zwar immer eine Einzelfallentscheidung notwendig, aber als Faustregel gilt: Wenn die Nieren nur noch 10–15 Prozent Leistung erbringen, ist eine Dialyse notwendig.

Das Versagen der Nieren (Niereninsuffizienz) ist am häufigsten chronischen Erkrankungen geschuldet. Hauptsächlich sind dies chronischer Bluthochdruck sowie schlecht eingestellter Diabetes mellitus. Dadurch werden kleinste Gefäße der Niere geschädigt, die

Filterfunktion lässt nach. Aber auch Entzündungen der Niere, Blutgefäßerkrankungen, die Einnahme bestimmter Medikamente oder angeborene Fehlbildungen können zu einem Nierenversagen führen.

Bei chronisch fortgeschrittenen Nierenerkrankungen sind die Schädigungen meist so weit fortgeschritten, dass sie nicht mehr rückgängig gemacht werden können. Dann wird eine Nierentransplantation notwendig. Um die Zeit zu überbrücken, bis eine Spenderniere gefunden wird, oder falls der Patient für eine Transplantation ungeeignet ist oder diese ablehnt, muss er zur Dialyse.

Anders ist dies bei einem akuten Nierenversagen. Hier wird die Dialyse nur vorübergehend notwendig. Ein akutes Nierenversagen kann durch schwere Erkrankungen mit Kreislaufversagen, Elektrolytentgleisung, einer Blutvergiftung, unsachgemäßer Medikamenteneinnahme oder durch größere Operationen entstehen. Je nach Ursache und Ansprechen auf die Therapie kann die Niere ihre Funktion wiedererlangen.

Welche Arten von Dialyse gibt es?

Es wird zwischen vier Arten der Dialyse unterschieden:
- Hämodialyse
- Peritonealdialyse
- Hämofiltration
- Hämodiafiltration

Welche der vier Methoden die richtige ist, wird individuell entschieden. Dies liegt z. B. an der Ursache der Erkrankung, dem allgemeinen Gesundheitszustand sowie der häuslichen Situation und der verbleibenden Nierenfunktion des Patienten. Soweit möglich, werden auch die persönlichen Wünsche des Patienten berücksichtigt.

Die häufigsten Formen der Dialyse sind die *Hämodialyse* beziehungsweise die *Hämodiafiltration*. Hierzu wird der Blutkreislauf mittels Schläuchen an ein Dialysegerät angeschlossen, das als künstliche Niere fungiert. Das Blut wird nun in die Maschine geleitet, durch einen speziellen Filter (Dialysator) gereinigt und in den Körper zurückgeführt.

Der Dialysator besteht aus vielen Kapillaren, die von einer Flüssigkeit, dem *Dialysat* umgeben sind. Die Kapillare sind wie ein teildurchlässiger Filter aufgebaut. Das bedeutet, dass sie für manche Stoffe, wie z. B. Wasser, Elektrolyte und andere kleinmolekulare Stoffe, durchlässig sind, für andere, die dem Blut erhalten bleiben sollen, wie z. B. Blutkörperchen, nicht.

Stoffe, die man aus dem Blut filtern will, sind in dem Dialysat nicht oder nur in sehr geringen Mengen vorhanden, sodass diese aus dem Blut in das Dialysat *hineinwandern*, bei den Stoffen, die im Blut bleiben sollen, ist es umgekehrt. Hier spricht man von *Diffusion*. Außerdem werden durch den Unterdruck im Dialysat Stoffe über die Flüssigkeit aus dem Blut entfernt.

Das gereinigte Blut wird nun in den Körper zurückgeleitet.

Ein weiterer Vorteil ist, dass man dem Blut noch Substanzen hinzufügen kann, wie z. B. Natrium, Kalium oder Glukose.

Das gesamte Blut wird pro Sitzung circa 15-mal durch das Dialysegerät gepumpt. Der gesamte Vorgang dauert drei bis fünf Stunden und muss in der Regel dreimal pro Woche durchgeführt werden.

Die *Peritoneladialyse* (PD, auch *Bauchfelldialyse*) ist eine alternative

Möglichkeit zur ambulanten Dialyse in einem Dialysezentrum oder dem Krankenhaus. Sie ist für Patienten bestimmt, die sich mehr Unabhängigkeit wünschen und in der Lage sind, die Dialyse zu Hause selber durchzuführen. Dies trifft auf eine hohe Anzahl der Patienten zu.

Der Patient bekommt zunächst operativ einen Dauerkatheter in den Bauchraum eingesetzt. Durch diesen wird frische Dialyselösung in die Bauchhöhle eingelassen. Nach einigen Stunden wird die Dialyselösung zusammen mit dem überschüssigen Wasser und den Giftstoffen des Körpers wieder durch den Katheter abgelassen und durch neue ersetzt. Der Beutel wird also ausgetauscht. Somit erfolgt eine Dialyse über 24 Stunden. Den Wechsel des Beutels kann der Patient selber vornehmen oder in der Nacht durch eine Maschine vornehmen lassen.

Eine Heim-Hämodialyse ist nur mit sehr großem Aufwand und nur in seltenen Fällen möglich (siehe Fallzahlen). Ein guter Gefäßzugang, die räumlichen und medizinischen Voraussetzungen müssen gegeben sein, der Patient muss in einem stabilen Zustand sein und er muss vorher intensiv geschult werden, ebenso seine Angehörigen. Diese Schulung dauert ca. drei Monate.

Die Kosten für die Dialyse sowie die eventuell anfallenden Transportkosten durch eine anerkannte Organisation werden in der Regel von den gesetzlichen Krankenkassen vollumfänglich übernommen.[38]

---

[38] Quelle: www.gesundheit.gv.at ((öster.) Bundesministerium Soziales, Gesundheit, Pflege und Konsumentenschutz (Abrufdatum 25.12.2021)

Wann ist eine Dialyse notwendig?

Die Indikation für eine Dialyse gibt die *glomeruläre Filtrationsrate*, GFR. Erst ab einem Wert von unter 15 Milliliter pro Minute pro 1,73 Quadratmeter kommt üblicherweise eine Dialyse infrage. Erst dieser Wert kennzeichnet das höchste Stadium (V) einer Nierenfunktionsstörung. In vielen Fällen wird erst ab einem Wert zwischen 5 und 7 zu der Nierenersatztherapie gegriffen. Zu den Entscheidungskriterien zählen allerdings auch der allgemeine Gesundheitszustand sowie die klinischen Symptome. Das bedeutet, nicht nur der GFR-Wert ist ausschlaggebend, sondern auch, ob der Patient Beschwerden hat oder nicht.

Typische Beschwerden, die bei Nierenversagen auftreten können, sind:

- Hautverfärbungen
- Körpergeruch nach Urin
- Gewichtsverlust
- Verwirrtheit
- Bewusstlosigkeit

Um festzustellen, ob eine frühere Behandlung durch eine Dialyse Vorteile brachte, wurde eine Studie mit 800 Teilnehmern durchgeführt. Die Gruppe wurde in zwei Hälften geteilt. Die eine Gruppe hatte einen durchschnittlichen GFR-Wert von 9, die zweite Gruppe von 7,2. Das Ergebnis zeigt keinerlei Unterschied. Egal ob der Beginn der Dialyse zu einem früheren oder späteren Zeitpunkt stattgefunden hat, es gibt keinen Unterschied bei Todesfällen, Herzinfarkten oder Entzündungen des Shunts.[39]

---

[39] Quelle: www.gesundheitsinformation.de (Stand: 21.03.2018)

Ein weiterer, typischer Indikator ist der Beginn einer fortschreitenden Urinvergiftung (Urämie).

Gibt es Alternativen zur maschinellen Blutwäsche?

Gerade bei älteren Menschen sind Alternativen möglich und auch sinnvoll. Patienten zwischen 70 und 80 Jahren profitieren eindeutig von einer Dialyse, wenn sie noch fit sind. Leiden die Patienten aber bereits an einer oder mehreren Störungen oder Begleiterkrankungen oder haben sie das 80. Lebensjahr bereits überschritten, ist der Überlebensvorteil der Dialyse gegenüber der konservativen Therapie relativ.

Patienten, die sich mit ihrem Arzt gegen eine Dialyse entscheiden, leiden häufig an Symptomen wie Müdigkeit, Depressionen, Energielosigkeit, Schlafstörungen, Angst, Mundtrockenheit, Übelkeit oder Schmerzen.

Wozu ein interdisziplinäres Betreuungsteam, einschließlich Palliativmedizinern, mit rein konservativer Therapie imstande ist, demonstrierte eine Studie an 467 älteren Patienten: Nach 12 Monaten waren die Symptome ebenso wie die Lebensqualität bei über der Hälfte der Patienten zumindest stabil oder besser. Bei einem Großteil der Patienten ist es möglich Schmerzen, Angst, Übelkeit und Dyspnoe innerhalb kürzester Zeit zu lindern oder zu verhindern.[40]

Die beste Medizin ist jedoch die Vorbeugung. Auch bereits Nierenerkrankte können, bevor die Dialyse droht, noch etwas dafür tun, dass sich die Arbeit der Niere nicht verschlechtert.

---

[40] Quelle: aerztezeitung.de, Jochen Aumiller (Veröffentlicht: 13.11.2017)

Vorbeugende Maßnahmen sind z. B.:

- der richtige Blutdruck (unter 140/90 mm Hg),
- 2–2,5 Liter Flüssigkeit pro Tag zu sich nehmen,
- nicht zu viel Eiweiß zu sich nehmen, 0,8 g je Kilo Körpergewicht pro Tag sollten nicht überschritten werden.
- sparsam mit Kochsalz sein,
- fünfmal pro Woche 30–60 Minuten moderate Bewegung,
- nicht rauchen,
- auf korrekte Blutzuckerwerte achten,
- bestimmte Schmerzmittel wie *Ibuprofen* oder *Diclofenac* meiden,
- bei Röntgenuntersuchung sollten möglichst wenig (jodhaltige) Kontrastmittel verwendet werden,
- regelmäßige Kontrollen beim Nierenfacharzt (Nephrologe).[41]

Auch durch die Behandlung einer Übersäuerung wird eine Niereninsuffizienz deutlich verlangsamt. Säuren entstehen beim Stoffwechsel. Durch Einnehmen von Natriumbikarbonat, das sich im Dünndarm auflöst, zusammen mit einer basischen Ernährung, wird einer Übersäuerung gegengesteuert. Somit hat die Niere weniger Giftstoffe zu entsorgen.

Eine weitere Funktion der Niere ist die Produktion des *Erythropoetin* (EPO), ein Stoff, der zur Blutbildung benötigt wird. Bei einer zunehmenden Niereninsuffizienz verringert sich die Produktion des EPO, wodurch eine Blutarmut entsteht. Das fehlende Erythropoetin kann heutzutage mittels Spritze ausgeglichen werden.

---

[41] Quelle: mediclin.de (Abrufdatum 25.12.2021)

Kann Dialyse unnötig sein?

Ja, unter Abwägung aller Vor- und Nachteile kann je nach Lebensphase und Konstitution die Dialyse auch die nicht-passende Lösung sein. Sie müssen bedenken, dass die Dialyse die Lebensqualität sehr einschränkt. Wie man an den vorangegangenen Kapiteln sieht, muss eine Dialyse nicht sofort oder immer durchgeführt werden. Achten Sie auf sich und die körperlichen Beschwerden und holen Sie gegebenenfalls die Meinung eines zweiten Arztes ein.

	2016	2017	2018	2019	2020
Hämofiltration	15.301	13.080	11.889	10.050	8.951
Hämodialyse	147.509	147.986	148.880	149.813	146.353
Hämodiafiltration	38.152	39.072	39.774	40.173	40.843
Hämoperfusion	1.284	409	124	137	179
Peritonealdialyse	9.337	9.755	9.674	9.899	9.055
GESAMT	**211.583**	**210.302**	**210.341**	**210.072**	**205.381**

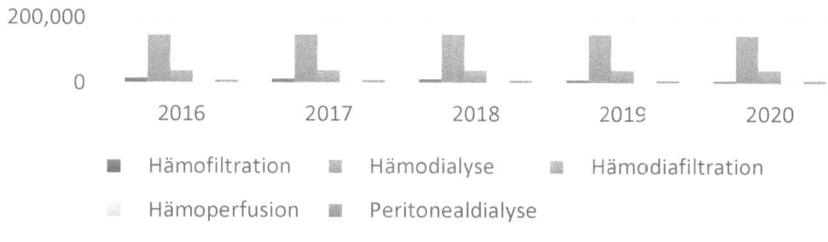

42

---

[42] Quelle: Statistisches Bundesamt, *Destatis* (Abrufdatum 09.11.2021)

Hautkrebs – Zu viele unnötige Operationen?

Eine der bekanntesten Vorsorge-Untersuchungen ist das Hautkrebsscreening. Beschäftigen wir uns in diesem Kapitel mit den verschiedenen Arten von Hautkrebs, der Vorsorge und der Notwendigkeit der Operationen.

Hautkrebs ist die verbreitetste Krebserkrankung weltweit. Ihre Hauptursache ist das UV-Licht, dem wir täglich durch die Sonne ausgesetzt sind, mal mehr, mal weniger. Auch unter der Sonnenbank bekommen wir UV-Strahlen ab. Durch das UV-Licht werden die Hautzellen beschädigt. Sie sterben jedoch nicht ab, sondern entarten und wuchern. Prinzipiell kann jede Zelle bösartig werden.

Hautkrebs tritt in zwei Arten auf: dem schwarzen und dem hellen Hautkrebs. Der schwarze Hautkrebs wird als *Melanom* bezeichnet. Der Begriff stammt von dem griechischen Wort *melanos* und bedeutet *schwarz*. Ein Melanom entsteht, wenn die Pigmentzellen der Haut (Melanozyten) entarten.

Der helle Hautkrebs wird wieder in zwei Arten unterteilt: das *Basalzellkarzinom* (oder auch Basaliom) und das *Stachelzellkarzinom* (auch Spinaliom). Während sich beim Basaliom oft kleine Äderchen auf einer glänzenden Haut zeigen, ist für das Spinaliom eine raue, oft schuppige Oberfläche, ähnlich wie Warzen, typisch. Der helle Hautkrebs ist zwar nicht ganz so gefährlich wie der schwarze, kommt aber öfter vor, vor allem Basaliome. Das umliegende Gewebe kann durch ihn zerstört werden und eine Metastasenbildung ist möglich.

Bei Männern entsteht der schwarze Hautkrebs meist am Rücken, während es bei den Frauen oft an den Beinen der Fall ist. Der helle Hautkrebs befällt oft Teile des Gesichts wie die Nase, die Ohren oder die Stirn, denn diese Körperteile sind am wenigsten vor UV-

Strahlung geschützt. Auch die Kopfhaut kann befallen werden. Deshalb sollten sich Menschen mit wenig Haaren mit einer Kopfbedeckung schützen.

Um sich vor Hautkrebs zu schützen, ist das beste Mittel, UV-Licht zu meiden, also nicht zu viel und zu lange sonnen und nicht unter die Sonnenbank gehen, denn das künstliche UV-Licht kann genauso gefährlich sein wie das natürliche.

Manche Personengruppen sollten UV-Licht besonders meiden, z. B. alle, die sehr empfindlich darauf reagieren. Die zweite Gruppe sind Menschen mit vielen Leberflecken. Im Durchschnitt hat man 20 davon. Diese sind generell nicht schlimm oder bösartig, manche von ihnen können sich aber zu Hautkrebs entwickeln. Menschen mit geschwächtem Immunsystem, wie z. B. Patienten, denen ein Organ transplantiert wurde, oder Menschen mit einer HIV-Infektion sind ebenfalls mehr gefährdet.

Generell sollte sich aber jeder vor zu viel Sonnen- bzw. UV-Licht schützen. Wie bei vielen Dingen im Leben gilt auch hier: *Alles in Maßen*. Denn man darf auch nicht vergessen: Das Sonnenlicht hat auch sein Gutes. Es aktiviert die lebenswichtigen Abwehrkräfte des Körpers. Vitamin D kann der Körper selber nur mithilfe des Sonnenlichts herstellen, weshalb es auch das *Sonnenvitamin* genannt wird.

Allerdings ist nicht nur die UV-Strahlung ein Auslöser für Hautkrebs. Die Erbanlagen spielen ebenfalls eine große Rolle. So kann ja z. B. ein Nichtraucher auch an Lungenkrebs erkranken.

Wie bereits beschrieben kann sich der schwarze Hautkrebs aus einem bereits bestehenden Leberfleck entwickeln. Dies ist aber nur selten der Fall. Meist entsteht ein neuer dunkler Fleck. Als Faustregel gilt: Sieht ein (Leber-)Fleck anders aus als die anderen, ist er auffällig und sollte in jedem Fall von einem Arzt untersucht werden.

Die zweite Möglichkeit ist die sog. *ABCDE-Regel*:

A. wie Asymmetrie: Ist die Form unrund, asymmetrisch?

B. wie Begrenzung: hat der Fleck einen unscharfen Rand?

C. wie Colorit: hat der Fleck eine ungewöhnliche oder ungleichmäßige Farbe?

D. wie Durchmesser: hat der Fleck einen ungewöhnlichen großen Durchmesser?

E. wie Erhabenheit/Evolution: Hebt sich der Fleck aus der Haut hervor? Kann man ihn ertasten?

Je mehr dieser Fragen man mit *Ja* beantworten kann, desto auffälliger ist die Stelle. Allerdings muss ein Muttermal, das alle Kriterien erfüllt, nicht zwangsläufig bösartig sein.

Das Gemeine am Hautkrebs ist, dass er nicht schmerzhaft ist.

Der schwarze Hautkrebs tritt meist bei Menschen zwischen 50 und 60 Jahren auf, im Kindesalter fast nie. Prinzipiell besteht die Gefahr aber in jedem Alter.[43]

Das Hautkrebsscreening – sinnvoll oder nicht?

Ab 35 Jahren zahlen die gesetzlichen Krankenkassen alle zwei Jahre ein Hautkrebsscreening. Manche gesetzlichen Krankenkassen zahlen es auch in kürzeren Abständen oder ab einem jüngeren Alter. Dies muss man individuell erfragen. Ist ein Hautarzt der Meinung, dass ein Fleck entfernt werden muss, werden die Kosten hierfür üblicherweise unabhängig vom Alter des Patienten bezahlt.

---

[43]Quelle: www.apotheken-umschau.de (Bastian Fersch) (Aktualisierung vom 14.02.2019)

In der Regel wird das Screening von einem Hautarzt durchgeführt. Es gibt auch einige dafür zugelassene Hausärzte, die ein Hautkrebsscreening durchführen können.

Zunächst führt der Arzt – wenn der Patient mit seiner medizinischen Vorgeschichte nicht schon bekannt ist – eine Anamnese durch. Anschließend sucht der Arzt den kompletten Körper, also auch Lippen, Zahnfleisch, Fußsohlen, Genitalien etc. nach auffälligen Flecken ab. Auch zwischen den Zehen kann sich Hautkrebs bilden. Findet der Arzt nichts Auffälliges, ist die Diagnose negativ. Findet er jedoch verdächtige Stellen, spricht er von einem *positiven Ergebnis*. Bei hellem Hautkrebs wird dann eine Probebiopsie vorgenommen. Das heißt, er entnimmt etwas Gewebe, um es unter dem Mikroskop zu untersuchen. Wird dadurch die Diagnose gesichert, wird der Arzt die komplette Entfernung des befallenen Gewebes empfehlen.

Im Fall von schwarzem Hautkrebs wird der Arzt eventuell sofort operieren. Das herausgeschnittene Gewebe wird ebenfalls untersucht. Stellt sich dabei heraus, dass es sich wirklich um schwarzen Hautkrebs handelt, folgt in der Regel ein weiterer Eingriff, um alle befallenen Zellen zu entfernen. Anschließend wird die Wunde genäht. Ein Schmerzmittel ist in aller Regel nicht notwendig. Die Operation findet unter örtlicher Betäubung wie beim Zahnarzt statt.

Das entnommene Gewebe wird nach zwei Faktoren beurteilt. Zum einen nach dem Stadium der Erkrankung (Staging)und wie bösartig der Tumor ist (Grading).

Für das Staging ist ausschlaggebend, wie weit die Erkrankung bereits fortgeschritten ist (T1–4), wie stark die Lymphknoten befallen sind (N0–3) und ob Metastasen gebildet wurden oder nicht (M0–1). Die Zahlen hinter den Buchstaben geben an, wie stark sich der Tumor bereits ausgedehnt hat. Ein Beispiel für ein TNM-Ergebnis ist T1N0M0.

Das Grading erfolgt in 4 Stufen (G1–4) und gibt an, wie bösartig die Tumorzellen sind. Je höher die Zahl, desto bösartiger der Tumor.

Wie groß ist der Nutzen eines Hautkrebsscreenings?

Auch ein regelmäßiges Screening kann nicht verhindern, dass man an Hautkrebs erkrankt. Es besteht zum einen immer die Möglichkeit, dass ein Tumor übersehen und somit nicht behandelt wird oder dass eine Hautveränderung entfernt wird, die gar nicht lebensbedrohlich war.[44] Prof. Reinhard Dummer vom Universitätsspital Zürich ist der Meinung, dass ein eindeutiger Nachweis für den Nutzen des Screenings der Rückgang der Sterblichkeit bei diesen Erkrankungen wäre. Dies sei aber nicht der Fall. Dummer sagt auch, dass die gefährlichen Melanome die dicken Melanome sind, die man aber auch beim Screening häufig nicht sieht. Meist entdeckt man die dünnen, oberflächlichen, die weniger gefährlich sind.[45]

2015 ist die Anzahl der Melanom-Diagnosen zwar sprunghaft um 25 Prozent gestiegen, es sind allerdings nicht weniger Menschen als in den Vorjahren daran gestorben. Betrachtet man einen Zeitraum von zehn Jahren, stellt man fest, dass dies nicht nur 2015 so gewesen ist. Die Sterblichkeitsrate durch Hautkrebs ändert sich kaum.

---

[44] Quelle: *Die Techniker* (Abrufdatum 14.02.2022)
[45] Quelle: rbb-online.de (16.04.2015)

5,000

0

2010 2011 2012 2013 2014 2015 2016 2017 2018 2019

◼ Bösartiges Melanom der Haut (Diagnose)

◼ Sonstige bösartige Neubildungen der Haut (Diagnose)

◼ Bösartiges Melanom der Haut (Todesfälle)

◼ Sonstige bösartige Neubildungen der Haut (Todesfälle)

	2010	2011	2012	2013	2014	2015	2016	2017	2018	2019
Bösartiges Melanom der Haut (Diagnose)	1.948	1.894	1.856	1.917	1.929	1.936	1.929	1.935	1.831	1.811
Sonstige bösartige Neubildungen der Haut (Diagnose)	466	498	548	576	578	622	616	620	601	628

	2010	2011	2012	2013	2014	2015	2016	2017	2018	2019
Bösartiges Melanom der Haut (Todesfälle)	702	704	679	704	744	732	650	770	786	835
Sonstige bösartige Neubildungen der Haut (Todesfälle)	259	274	269	324	325	323	308	368	370	439 [46]

Aus dieser Grafik und den dazugehörigen Zahlen lässt sich sehr gut ablesen, dass sich durch die Hautkrebsscreenings weder die Anzahl der Erkrankungen noch die Anzahl der Todesfälle durch Hautkrebs signifikant verändert haben. Die Hälfte der entdeckten *dünnen* Melanome ist sogar nur eine Krebs-Vorstufe. Von diesen hätten sich später, wenn überhaupt, nur ein Teil zum Krebs entwickelt.

Hier stellt sich nun die Frage, ob die Krankenkassen mit dieser Art der Vorsorge viel zu viel Geld für Überdiagnosen ausgeben. *Überdiagnose* bedeutet, dass etwas entdeckt wird, was im Leben des Patienten niemals zu einem gesundheitlichen Problem geführt hätte. Natürlich ist man als Patient froh, wenn eine Hautveränderung entfernt wurde, deren Ergebnis positiv gewesen ist oder eine Tendenz

---

[46] Quelle: Statistisches Bundesamt, *Destatis* (Abrufdatum 09.11.2021)

dazu hatte. Aber dennoch wäre diese Operation vielleicht völlig sinnlos.

Ein weiteres Risiko ist, dass die Menschen auf das Screening alle zwei Jahre vertrauen und sich selbst nicht mehr unter die Lupe nehmen. Laut Professor Jürgen Windeler vom *Institut für Qualität und Wirtschaftlichkeit im Gesundheitswesen* hätte man vor der Einführung des Massenscreenings qualifizierte Studien durchführen müssen, um den Beweis zu erbringen, dass es aufgrund des Hautkrebsscreenings weniger Todesfälle gibt. Dies sei aber nicht gemacht worden. Ein Hautarzt aus Schleswig-Holstein hat 2003 das Massenscreening ausprobiert, angeblich mit hohem Erfolg. Überprüft wurde dies aber nie. Außerdem gab es in diesem Versuch keine Gruppe mit gleicher Personenanzahl, an denen kein Hautscreening durchgeführt wurde. In jeder medizinischen Studie gibt es immer zwei Gruppen: eine, an der ein neues Medikament probiert wird, die zweite, die nur ein Placebo bekommt. So lassen sich Unterschiede feststellen oder eben auch nicht.

Während der Arzt für den normalen Besuch und die Behandlung eines Patienten pro Quartal nur eine Pauschale von den gesetzlichen Krankenkassen bezahlt bekommt, wird für ein Hautkrebsscreening extra bezahlt. Somit ist auch der finanzielle Anreiz für die Ärzte da, den Patienten zur regelmäßigen Vorsorge zu raten. Bis 2020 konnten die Hautärzte zusätzlich noch die Untersuchung einzelner Auffälligkeiten mit dem Dermatoskop (Auflichtmikroskop) direkt an den Patienten abrechnen. Dabei wird die verdächtige Stelle um das Zehnfache vergrößert und kann später verglichen. Bei begründetem Verdacht zahlt dies nun auch die gesetzliche Krankenkasse. Sind die Patienten jünger als 35 oder wollen öfter als alle zwei Jahre diese Untersuchung, kann der Dermatologe diese Leistung nach wie vor direkt dem Patienten in Rechnung stellen.

Das Geschäft mit der Hautkrebs-Vorsorge lohnt sich auch für die gesetzlichen Krankenkassen. Während der Gesetzgeber den Kassen die Übernahme dieser Kosten ab einem Alter von 35 Jahren alle zwei Jahre vorschreibt, nutzen viele Kassen die Angst vor Hautkrebs als geschicktes Marketingkonzept und werben damit, das Screening schon ab einem Alter von 18, 19 oder 20 Jahren zu zahlen. Sie versuchen so, neue junge und in der Regel gesunde Mitglieder zu bekommen.[47]

IGeL – Individuelle Gesundheitsleistungen bzw. Selbstzahlerleistungen

Ich bin mir sicher, dass alle Leser diesen Begriff gut kennen. Ärzte aller Fachrichtungen bieten heutzutage die sog. *IGeL* an: individuelle Gesundheitsleistungen, die man selber zahlen muss, da sie von den gesetzlichen Krankenkassen nicht übernommen werden. Der Grund dafür ist, dass diese Diagnose- und Behandlungsmethoden über die medizinische Notwendigkeit hinausgehen.

Der Leistungskatalog der gesetzlichen Krankenkassen wird regelmäßig angepasst. Der gemeinsame Bundesausschuss, der sich aus Vertretern von Ärzten und Krankenkassen zusammensetzt, entscheidet darüber, welche Leistungen aufgenommen werden und welche nicht. Um eine Entscheidung zu fällen, werden wissenschaftliche Studien durchgeführt und ausgewertet, die Kosten, Nutzen und Schaden analysieren. Leistungen, die dem gemeinsamen Bundesausschuss vorlagen, aber abgelehnt wurden, dürfen dann aber

---

[47] Quelle: rbb-online.de (16.04.2015)

als IGeL verkauft werden. Beispiele hierfür sind die Ozontherapie oder die UV-Bestrahlung des Blutes.

Jeder Arzt kann selbst entwickelte oder von Firmen gekaufte Methoden einreichen und sie als IGeL anbieten. Jeder Patient kann (und muss) selber entscheiden, ob er das Angebot einer IGeL annimmt oder nicht. Verpflichtet ist er dazu keinesfalls. Sicherlich gibt es viele sinnvolle dieser Untersuchungen, häufig ist der Nutzen aber nicht belegt. Sie werden von der Früherkennung bis zur Schönheitsoperation angeboten.

Die Zahnaufhellung

Strahlend weiße Zähne sind der Wunsch vieler Menschen. Tabak, Tee und Kaffee sind z. B. schuld daran, dass sich unsere Zähne verfärben. Daher bieten viele Zahnärzte eine Zahnaufhellung oder ein Zahn-Bleaching an. Bevor diese Behandlung jedoch durchgeführt werden kann, muss eine ausführliche Diagnostik durchgeführt werden bzw. müssen Karies und Parodontitis behandelt und Beläge entfernt worden sein. Die Gründe für die Verfärbungen sollten ebenfalls geklärt sein. Lassen Sie sich vorher auf jeden Fall über Alternativen und Konsequenzen aufklären, da diese Behandlung weitere nach sich ziehen kann.

Beim *In-Office-Bleaching*, das in der Zahnarztpraxis stattfindet, bekommt der Kunde vom Zahnarzt zunächst das empfindliche Zahnfleisch abgedeckt und anschließend ein mit Wasserstoffperoxid hoch dosiertes Gel direkt auf die Zähne aufgetragen. Alternativ kann auch eine damit individuell angefertigte Schiene befüllt und auf die Zähne aufgesetzt werden. Die Einwirkzeit beträgt 15–30 Minuten.

Effektiver ist das sog. *Power-Bleaching* oder *Power-Whitening*. Hierbei werden die Zähne zusätzlich mit UV-Licht. Laser oder LED bestrahlt, was die Bleichung intensiviert.

Beim *Home-Bleaching* bekommt der Kunde die oben beschriebene Schiene sowie das (geringer dosierte) Gel mit nach Hause. Er befüllt die Schiene dann selbst und trägt sie über Nacht acht Stunden oder an mehreren Tagen für kürzere Zeit tagsüber. Möglich sind auch spezielle Klebestreifen, die man täglich für ca. 30 Minuten auf die Zähne klebt.

Aber nicht nur Zahnärzte, sondern auch Drogeriemärkte haben Angebote, um die Zähne wieder weiß werden zu lassen. Bei dieser Variante kauft man sich das Bleichmittel mit Schiene und kann es wie beim Home-Bleaching selbst anwenden. Allerdings sind die Schienen hier nicht passgenau, was unbedingt zu beachten ist. Der Besuch beim Zahnarzt bleibt auch nicht erspart, da auf keinen Fall etwas von dem Gel z. B. durch defekte Kronenränder sickern darf, da der Zahn-Nerv sonst gereizt wird.

Wenn man sich für eine Zahnaufhellung entscheidet, sollte man vorher wissen, dass diese nicht für ewig hält, aber keinesfalls öfter als einmal jährlich durchgeführt werden sollte. Langzeitfolgen und eventuelle Auswirkungen auf eine wiederholte Behandlung werden noch erforscht. Wird die Zahnbleichung jedoch richtig durchgeführt, sind bislang keine erheblichen Risiken bekannt.

Die Kosten belaufen sich beim Home-Bleaching auf 200–400 Euro, beim In-Office-Bleaching auf 30–70 Euro je Zahn. Das Power-Bleaching liegt bei 700–800 Euro.

Zahnkronen und Brücken werden nicht aufgehellt. Ihre Farbe bleibt unveränderlich.[48]

---

[48] Quelle: www.kostenfalle-zahn.de (Stand: 04.01.2021)

Bei Zahnärzten ist der Begriff *IGeL* umstritten. Sie argumentieren, dass es sich nicht um individuelle Leistungen, sondern um verbesserte Leistungen handelt.

Die professionelle Zahnreinigung (PZR)

Diese Behandlung wird zum Schutz vor Karies und Parodontose empfohlen. Die angeratene Frequenz differiert sehr stark (je nach Zahnarzt) zwischen vierteljährlich und jährlich. Sie wird vom G-BA als *unklar* bewertet. Dabei werden die Zähne und Zahnzwischenräume gereinigt und von Belägen befreit sowie poliert und fluoriert.

Der tatsächliche Nutzen dieser Behandlung ist kaum untersucht. Eine Studie zeigte, dass allein eine jährliche Unterweisung im richtigen Zähneputzen ausreicht, um das Gebiss besser zu pflegen und Zahnfleischentzündungen vorzubeugen.

Nasenoperationen

Wie bei allen anderen Fällen auch, zahlen die gesetzlichen Krankenkassen nur medizinisch notwendige Operationen und Behandlungen. Schönheitsoperationen zählen also nicht dazu. Aber wie immer gibt es auch hier Ausnahmen, auf die ich später eingehen werde.

Mit der Nase riechen wir, dass weiß jedes Kind. Aber welche Aufgaben hat das Sinnesorgan noch? An unserer Nasenschleimhaut, die sehr stark durchblutet ist, fließen täglich circa 15.000 Liter Atemluft vorbei. Beim Einatmen hat die Nase die Aufgabe, diese Luft fast auf Körpertemperatur zu erwärmen und anzufeuchten. Schmutzpartikel aus der Luft werden durch die Flimmerhärchen herausgefiltert. So ist die eingeatmete Luft perfekt für unsere Lungen vorbereitet. Atmen wir aus, entzieht die Nase der verbrauchten Luft wieder die Wärme und die Feuchtigkeit und ist somit eine körpereigene Klimaanlage.

Eine häufige Erkrankung ist die Nasennebenhöhlenentzündung (Sinusitis). Eine verstopfte Nase, Schnupfen, starker Druck auf den Wangen und der Stirn sowie Kopfschmerzen sind typische Symptome. Eine akute Form der Sinusitis hat etwa jeder siebte Deutsche einmal pro Jahr. Dauert diese aber länger als acht Wochen an oder leidet man mehr als viermal jährlich daran, sprechen wir von einer *chronischen Sinusitis*. Auf Dauer kann diese Schlafstörungen, Herz-Kreislaufkrankheiten oder Asthma hervorrufen. Muss man wegen einer chronischen Sinusitis mehr als viermal im Jahr Antibiotikum nehmen, sollte man auf jeden Fall einen Facharzt aufsuchen und die Ursache abklären lassen. Eine Operation kann unter Umständen notwendig sein.

Eine Nebenhöhlenentzündung entsteht in der Regel durch sich permanent stauendes Sekret aufgrund von Engstellen in den Nasennebenhöhlen. Der Nutzen einer entsprechenden Operation ist oftmals nicht von langer Dauer. Wenn z. B. Knochen entfernt werden müssen, können die dadurch entstehenden Hohlräume später in sich zusammensacken. Dadurch wiederum kann das Siebbein schrumpfen und vernarben. Somit verschließt sich der Gang zwischen Nase und Nasennebenhöhle wieder.

Eine andere, sanftere Variante bietet die biostatische Chirurgie der Nase. Um Schwellungen und Vereiterungen sehen zu können, wird der Arzt zu Beginn das Innere der Nase mit dem Endoskop untersuchen. Der Luftstrom, der durch die Nase fließt, wird mittels Riechtests und Strömungsmessungen ermittelt. Mittels Computertomografie schauen die Mediziner sich den Aufbau der Nasennebenhöhle an. Dadurch, dass nur kranke Schleimhäute und verengte Knochenwände entfernt werden, die tragenden Knochen aber erhalten bleiben, ist diese Art des Eingriffs insgesamt schonender. Spezielle Instrumente sorgen dafür, dass verstopfte Stirnhöhlen ebenfalls endoskopisch operiert werden können.

Fließt der Schleim durch eine schlecht belüftete Nase nicht gut ab, muss der Arzt zunächst die Ursache dafür herausfinden. Unter Umständen kann eine verkrümmte Nasenscheidewand der Grund sein. Jedoch ist hier Vorsicht geboten, sich voreilig für eine Operation zu entscheiden. Eine Langzeitstudie belegt, dass nur etwa 68 Prozent aller operierten Patienten nach dem Eingriff auch besser durch die Nase atmen können. Die Risiken bei dieser Operation sind jedoch ziemlich hoch. Blutungen, ständig trockene Schleimhäute, irreparable Verletzungen der Schleimhaut oder starke Vernarbungen, die sehr schmerzhaft sind, können auftreten. Normal dagegen sind Schwellungen und Blutergüsse an Nase, Wangen und Augenlidern, diese verschwinden in der Regel nach spätestens drei Wochen.

Schwerwiegendere, aber selten auftretende Probleme können sein, dass die Riechnerven, die Gefühlsnerven, der Tränenkanal oder die Schädelbasis verletzt werden. Eine korrigierte Nasenscheidewand kann auch wieder schief zusammenwachsen, sodass eine zweite Operation notwendig wird.

Nach der Begradigung werden die Schleimhäute wieder geschlossen. Arbeitet der Chirurg hier nicht ordentlich und die Luft kann nicht mehr so durch die Nase strömen, wie sie es sollte, ist die Belüftung der Nasennebenhöhlen gefährdet. Mit Naseputzen sind diese dann kaum noch freizubekommen und bieten einen Nährboden für Bakterien.

Ist die Nasenscheidewand zu einer Seite verbogen, bietet sie auf der anderen Seite logischerweise mehr Platz. Hier breitet sich dann die Muschelschleimhaut aus. Begradigt man nun die Scheidewand, muss die Muschelschleimhaut zuerst verkleinert werden. Dabei können Schäden entstehen, die zu chronisch trockener Nase führen. Die Nasenmuscheln sind nämlich maßgeblich an der Befeuchtung der Atemluft beteiligt.

Sollte ein Loch in der Nasenscheidewand entstehen, kann es zu pfeifenden Atemgeräuschen kommen. Dies lässt sich nicht immer durch eine weitere Operation beseitigen.

Bei Atemproblemen durch die Nase kann auch eine angeschwollene Nasenmuschel das Problem sein. Diese Verdickung kann durch hormonelle Umstellungen, Allergien oder ständigen Gebrauch von Nasenspray entstehen. Mit der Radiofrequenztherapie lässt sich die Nasenmuschel ambulant oder unter kurzer Vollnarkose verkleinern. Schmerzen treten nur in geringer Form auf. Dabei wird eine Sonde mit Elektroden in die Nase eingeführt, die mithilfe von Strom, der in einer bestimmten Frequenz fließt, das überschüssige Gewebe verödet, wodurch eine bessere Belüftung möglich ist.

Ist eine Operation unbedingt notwendig?

Drei von vier Menschen haben eine stark verbogene Nasenscheidewand. In der Fachzeitschrift *Lancet* berichtete Machteld van Egmond (Uniklinik Nijmegen), dass die Ärzte gar nicht so genau wissen, was sie tun, wenn sie die Nasenscheidewand begradigen, denn schließlich habe noch niemand untersucht, ob diese

Operation den Patienten Vorteile bringe. (siehe: Septoplasty for nasal obstruction ; Lancet 2020, Feb. 15; 395 (10223): 494-495) Wesentlich kritischer war hier ein Mediziner der *University of Queensland*, Australien: Laut Nicholas Tsang (siehe *NZZmagazin* vom 12.10.2019, Michael Brendler) sind die meisten Patienten nach dem Eingriff zwar zufrieden, aber bereits nach neun Monaten stellen sich bei jedem zweiten Patienten die Symptome wieder ein. Nach neun Jahren soll dies sogar bei drei von vier Patienten der Fall sein. Tsang erklärte, dass es fragwürdig sei, dass diese Operationen langfristig Sinn ergeben.

Die Operation der Nasenscheidewand wird jährlich zigtausendmal in Deutschland durchgeführt. Es zeigt sich aber, dass die Patienten nach einer Operation genauso schlecht Luft durch die Nase bekommen können wie vorher, aber auch, dass die Nase nicht bei jedem Menschen gleich ist. Die Empfindlichkeit der Nasenschleimhaut ist bei jedem Menschen individuell. Durch Reize wie trockene Luft oder Allergene schwillt sie beim einen mehr an als beim anderen. Patienten mit Heuschnupfen oder Allergiker sind mit dem Ergebnis einer Operation meist unzufrieden.

Die Nasenscheidewand ist bei den meisten Menschen verkrümmt. Eine *ideale* Nasenscheidewand, die exakt gerade gewachsen ist und die Nase in zwei Hälften teilt, gibt es so gut wie nie.

Auch mangelnde Diagnostik kann ein Problem sein. Sie muss auch die äußere Nase sowie die Funktionsuntersuchung der Nase mit genauen Kenntnissen über die Funktionen der inneren und äußeren Nasenklappen beinhalten. Ein anderer Grund ist, dass bei dieser Operation meist nur Standardtechniken genutzt werden. Oft wird auch zu viel Knorpel entfernt, sodass ein zu großer Teil des Nasengerüsts fehlt. Manchmal ist auch eine äußere Begradigung einer schiefen Nase notwendig, die aber aus wirtschaftlichen

Gründen nicht mitgemacht wird oder der Operateur scheut den zusätzlichen Aufwand.

Schaut man sich im Internet an, was Patienten nach einer OP sagen, dann wird man feststellen, dass die Meinungen gemischt sind. Allerdings bleibt festzustellen, dass die meisten positiven Reaktionen ziemlich direkt nach einer OP geschrieben wurden. Es gibt aber auch Patienten, die nach einer OP eine Allergie diagnostiziert bekamen. In diesem Fall nutzt auch keine Operation etwas.

Professor Doktor Daniel Simmen, Leiter der Oto-Rhino-Laryngologie an der Klinik *Hirslanden* in Zürich, fragt seine Patienten immer, ob sie mehr als fünfmal am Tag die Nase putzen und ob sie immer wieder niesen müssen. Antworten die Patienten mit *Ja*, lässt dies darauf schließen, dass es Reaktionen der Nasenschleimhaut sind, die die Verengungen herbeiführen.[49]

Was kann man selber tun?

Viele Probleme mit der Nase können Sie selber beheben, wie Sie diese nämlich auch verursacht haben!

Bereits als Kind beginnen wir, viel durch den Mund zu atmen. Und hier entsteht das Problem: Atmen wir zu wenig durch die Nase, nutzen wir sie also zu wenig, schwillt die Nasenschleimhaut an. Sie wird dick und wulstig und füllt somit einen großen Teil der Nasenhöhle aus. Ergo lässt sich schlechter durch die Nase atmen. Gewöhnen Sie sich also an, mehr durch die Nase zu atmen. Somit können sicherlich bei einigen Patienten die Probleme schon ohne

---

[49] Quelle *NZZ am Sonntag*, Michael Brendler, (Veröffentlichung 12.10.2019)

Operation behoben werden.

Ich weiß natürlich, dass man eine Gewohnheit, die man seit der Kindheit hat, schlecht von heute auf morgen ablegen kann. Versuchen Sie, sich immer wieder in Erinnerung zu rufen, mehr durch die Nase zu atmen. Im Internet finden Sie hierzu auch Trainingsanleitungen.[50]

Übrigens: Es dauert nur ungefähr 21 Tage, bis der Mensch eine neue Gewohnheit angenommen hat. Schaffen Sie es also, drei Wochen überwiegend durch die Nase zu atmen, stellt sich das als Gewohnheit ein.

Schnarchfrei durch Operation

Schnarchen ist besonders für den Partner etwas sehr Lästiges. Menschen jeden Alters kann es betreffen, wobei die Chance zu schnarchen mit dem Alter steigt und Männer öfter schnarchen als Frauen.

Erst einmal muss geklärt werden, ob der Patient unter einfachem (primärem) oder obstruktivem Schnarchen leidet. Beide Arten werden durch eine Verengung der oberen Atemwege hervorgerufen. Gründe können allergische Reaktionen oder Atemwegsinfekte sein. Da bei der primären Variante die Atmung nicht beeinträchtigt ist, ist sie unbedenklich.

Beim obstruktiven Schnarchen liegt die Verengung an dauerhaften körperlichen Besonderheiten. Dies können beispielsweise vergrößerte Mandeln oder ein verkürzter Unterkiefer sein. Auch eine

---

[50] Quelle: *Faceformer Journal* (Abrufdatum: 14.02.2022)

krumme Nasenscheidewand kann schuld sein. Bei diesen Patienten erschlafft in der Nacht die Muskulatur des Mund-Halsbereichs, wodurch die Verengung noch zunimmt. Dadurch gelangt immer weniger Sauerstoff in den Blutkreislauf. Ab einem gewissen Punkt lässt das Gehirn den Patienten erwachen, damit er wieder weiter atmen kann. Dies ist die sog. *Schlafapnoe*. Die Muskeln spannen sich deutlich und der Patient atmet sehr tief ein, was sich als Schnarchen äußert. Im Anschluss schläft der Patient wieder ein. Dieser Vorgang kann mehrmals pro Nacht erfolgen. Man kann sich morgens meist nicht mehr daran erinnern, allerdings wird die Schlafqualität erheblich beeinträchtigt. Tagesmüdigkeit, geringe Belastbarkeit und mangelnde Konzentrationsfähigkeit sind die Folge.

Auf Dauer kann dies aber auch gefährlicher werden. Bluthochdruck, Schlaganfall oder ein Herzinfarkt können die Folge sein. Sollten Sie die oben beschriebenen Symptome an sich bemerken, sollten Sie unbedingt einen Arzt aufsuchen.

Ein Besuch im Schlaflabor ist unumgänglich. Hier wird zunächst festgestellt, unter welcher Art des Schnarchens Sie leiden. Ist es die Schlafapnoe, gibt es auch eine andere Methode als die Operation: Eine nächtliche Sauerstofftherapie kann oft schon die Lösung sein.

Ein sog. *C-PAP-Gerät* erhöht sowohl die Sauerstoffzufuhr als auch den Luftdruck, damit die Atemwege nicht weiter verengen können. Mit dieser Methode kann man ab dem ersten Tag schon eine erhebliche Verbesserung spüren. Das Schnarchen ist weg und die Tagesmüdigkeit lässt durch den erhöhten Sauerstoff im Blut erheblich nach. Und das Tragen einer Maske in der Nacht ist eine reine Gewohnheitssache, die oft nach ein paar Tagen schon nicht mehr stört.

Gaumen und Gaumensegel

Ein zu großer oder schlaffer Gaumen kann ebenfalls Grund für Schnarchen sein. Gerade in der Nacht und in Rückenlage erschlafft der Gaumen und erzeugt durch die Schwingungen, die durch den Luftstrom verursacht werden, Geräusche. Der hintere Gaumen kann durch eine Operation gestrafft und das Schnarchen somit verhindert werden.

Die gleiche Ursache und Wirkung hat ein zu großes Zäpfchen. Das Zäpfchen kann operativ an den Gaumen hochgeklappt und durch Annähen fixiert werden. Diese Methode nennt man *Uvula Flap*. Eine weitere Methode ist die Laser-assistierte Uvulopalatoplastik, kurz *LAUP*. Bei dieser Methode wird durch einen sehr präzisen Laser überschüssiges Gewebe des erschlafften Gaumens abgetragen. Dabei kann das Zäpfchen auch entfernt oder erhalten bleiben, je nach Notwendigkeit. Für das anliegende Gewebe ist diese Methode zwar sehr schonend, aber es können starke Narben entstehen, die nicht nur schmerzhaft sein, sondern auch den Klang der Stimme verändern können. Für Patienten mit Schlafapnoe ist diese Methode keinesfalls geeignet, da die Narbe die Atmung in diesem Fall sogar noch verschlechtern kann.

Eine weitere Alternative ist die Radiofrequenztherapie. Sie ist mit wenig Schmerzen und Nebenwirkungen verbunden und kann sogar ambulant durchgeführt werden. Dabei werden mit einem speziellen Instrument Stromimpulse in den weichen Gaumen geleitet und das Gewebe verschmort. Diesen Vorgang nennt man *Koagulation*. Das Gewebe verschrumpft und vernarbt und kann somit weniger in Schwingungen gebracht werden, was das Schnarchen ja verursacht.

Man kann die Radiofrequenztherapie und die LAUP auch miteinander kombinieren. Dadurch kann der Gaumen gewebeschonend geschrumpft werden und anderes, überschüssiges Gewebe kann entfernt werden.

Es gibt auch eine mechanische, dennoch operative Variante. Dabei werden kleine Kunststoffstützen in das Gewebe eingebracht, wodurch der Gaumen weniger schwingt. Da diese Implantate gesundes Gewebe für das Einpflanzen brauchen, kommen nur Patienten mit einem gesunden Gaumen infrage. Es gibt nur selten Komplikationen wie zeitweise auftretende Sprachstörungen oder ein unangenehmes Gefühl im Gaumen. Sehr selten treten Abstoßungsreaktionen auf.

Bei der *Gaumensegelstraffung* (Uvula-Palato-Pharyngoplastik), die auch Schnarch-OP genannt wird, schneidet der Arzt die Schleimhaut an Gaumen, Rachen und Zäpfchen ein, rafft diese zusammen und vernäht sie wieder. Dadurch verhindert man beim Schlafen eine Verengung der oberen Atemwege. Oft werden hierbei auch die Gaumenmandeln entfernt. Die Gaumensegelstraffung sollte mit Bedacht gewählt werden. Die Schmerzen nach der Operation werden häufig als relativ hoch empfunden und der gewünschte Erfolg stellt sich nicht immer ein.

Die Verkürzung des Zungengrunds

Ein anderer Grund für das Schnarchen kann eine zu große Zunge sein. Dazu wird Gewebe des Zungengrunds am hinteren nicht beweglichen Teil der Zunge entfernt. Diese Operation wird mit einem sehr präzisen Laser durchgeführt. Ziel ist es, mehr Platz hinter der Zunge zu schaffen, damit diese die oberen Atemwege nicht weiter blockieren kann.

Die Zunge ist aber nicht alleine verantwortlich für zu wenig Platz.

Auch die Position des Unterkiefers spielt eine wichtige Rolle. Ist dieser zu klein oder sitzt er zu weit hinten, ist man besonders anfällig zu schnarchen. Eine sehr gute konservative Methode ist dann die Schnarchschiene. Sie wird vom Zahnarzt angefertigt und besteht aus durchsichtigem Kunststoff. Sie wird nachts sowohl oben als auch unten getragen und hält den Unterkiefer in einer leicht vorgeschobenen Position. So kann die Zunge nicht so einfach in den Rachen fallen. Im vorderen Teil der Schienen ist ein Verbindungsstück aus Metall, das den Unterkiefer in der richtigen Position hält. Diese Schienen können im Übrigen auch bei der Behandlung einer Schlafapnoe helfen.

Der Kiefer kann auch durch eine Operation nach vorne verlegt werden. Dabei wird der Kieferknochen durchtrennt und der Unterkiefer kann weiter nach vorne gesetzt werden.

Der Zungenschrittmacher

Der Hirnnerv *Nervus hypoglossus* ist für die Zungen- und Mundbodenmuskulatur zuständig. Bei manchen Patienten ist der Nerv im Schlaf leider nicht aktiv genug, sodass die entsprechenden Muskeln erschlaffen und somit eine Schlafapnoe oder Schnarchen entsteht. Der Nerv verläuft unter dem Kinn. Somit kann dort ein Schrittmacher eingesetzt werden, der elektrische Pulse aussendet, um den Nerv zu aktivieren.

Es gibt Schrittmacher, die mit einem Atemsensor arbeiten, also nur Impulse aussenden, wenn der Patient aufhört zu atmen, andere wiederum senden einen dauerhaften Impuls, den man tagsüber abschalten kann.[51]

Der Luftröhrenschnitt

Die letzte Möglichkeit, wenn alle anderen genannten Behandlungen nicht wirken, ist der Luftröhrenschnitt. Hierbei wird die Luftröhre aufgeschnitten und ein kurzer Schlauch (Trachealkanüle) eingeführt. Diese wird verschlossen, wenn der Patient wach ist. Sprechen und Atmen funktioniert dann ganz normal. Geht er schlafen, wird sie wieder geöffnet. Der Luftstrom kann somit die Verengung überwinden und gelangt direkt in die Lunge.
Diese Operation ist zwar wirksam, beeinträchtigt die Lebensqualität aber enorm.

Krankenhausreformgesetz 2024

Bundesgesundheitsminister Lauterbach, die Gesundheitsminister und -ministerinnen der Länder und die Fraktionen der Ampel-Koalition haben sich am 10. Juli 2023 auf die Eckpunkte für die Krankenhausreform geeinigt. Der Referentenentwurf wird derzeit erarbeitet und soll als Gesetz zum 1. Januar 2024 in Kraft treten. Der Zeitpunkt erscheint sehr sportlich.

Mit der Krankenhausreform sollen insbesondere drei Ziele erfüllt werden: Entökonomisierung, Behandlungsqualität und Entbürokratisierung.

---

[51] Quelle: *Primo Medico* (Abruf vom 06. Februar 2022)

Stattdessen sollen notwendige Kliniken sog. Vorhaltepauschale erhalten. Es soll eine Existenzgarantie sein, auch wenn weniger Behandlungen als früher erfolgen. Es soll die Qualität stimmen und nicht die Quantität. Nach Lauterbach sollen jetzt schon mindestens 60 % der Krankenhäuser in Deutschland erhebliche finanzielle Probleme haben.

Helge Braun von der CDU und Vorsitzender des Haushaltsausschusses kündigte an, dass die Kürzungen sehr tief in Gesundheits- und Pflegebereiche gehen und von allergrößten Bedeutung für das Gesundheitswesen haben.

Ein Krankenhaus bekommt nach dem Referentenentwurf entsprechende Gelder, wenn es die Bedingungen einer der drei noch zu bestimmenden Versorgungsstufen (Leveln) erfüllt und die Qualität stimmt. (sog. Transparenz-Offensive)

Es ist offensichtlich, dass jedes Krankenhaus in die besser bezahlten Leveln rein will und natürlich die Qualität abliefern möchte. Es ist jetzt schon klar ersichtlich, dass dann Krankenhäuser insbesondere ältere oder behinderte Menschen möglicherweise ausgrenzen wird. Eine Abteilung will nicht risikobehaftete Personenkreis behandeln, wenn am Ende Komplikationen drohen.

Ausblick auf ein modernes Gesundheitssystem

Vorab soll klargestellt werden, dass Deutschland ein ausreichendes Gesundheitssystem im Vergleich zu anderen westlichen Staaten hat. Die Versorgung ist im Gegensatz zu anderen, auch europäischen Ländern, noch zufriedenstellend. Es soll nicht ein Eindruck erweckt werden, dass wir ein schlechtes System haben. Dennoch ist es weder ein gutes noch ein voll befriedigendes System. Außerdem bedeutet Stillstand Rückstand. Daher müssen wir uns politisch bewegen. Mein Motto war immer: *Fang bei dir selbst an, wenn du meinst, es gilt was zu ändern.*

Besondere Beachtung findet in meinem Buch die ältere Generation. Die Corona-Pandemie und der Umgang der Gesellschaft mit den Älteren war mangelhaft, was mir gezeigt hat, dass hier erhebliche Defizite bestehen, dass Ältere mehr beachtet werden müssen. Denn sie nur in Heimen abzuliefern, reicht eben nicht aus. Daher habe ich viele Beispiele gebracht, wo die Versorgung hapert und was besser sein kann.

Ein weiterer Schwerpunkt ist, einzelne Erkrankungen in den Fokus zu stellen, um die Entscheidungsfindung für den Leser zu schärfen. Es ist eben nicht alles schwarz oder weiß. Eine Entscheidung zu einem Eingriff hat viele Aspekte. Wenn man nicht informiert ist, fehlt das Werkzeug.

Woran liegt es, dass es so schwierig geworden ist zu entscheiden, ob man einem Eingriff zustimmt oder ablehnt? Es liegt auch an den politischen Rahmenbedingungen. Einzelne Punkte habe ich exemplarisch genannt. Es liegt sicherlich keine Vollständigkeit vor, aber es gilt auf jeden Fall, Fehlentwicklungen entgegenzusteuern. Mit den Operationen und Eingriffen wird ein wertvolles Gut innerhalb dessen verwaltet, was Kranken helfen kann, aber auch nicht immer das Richtige ist.

Wichtig und zentraler Anker sind die Ärzte. Seit Jahren hat man eher den Eindruck, man will Ärzte bewusst aus allem heraushalten und die Ärzteschaft dominieren. Die ärztliche Selbstverwaltung bei den Ärztekammern und bei den Kassenärztlichen Vereinigungen sind zu reinen Durchsetzungsinstrumente der Politik geworden. Von Selbstverwaltung kann nicht mehr gesprochen werden. Es ähnelt eher einem Sandkasten, in dem Ärzte noch spielen können. So weit ist die Kontrolle des Staates gegenüber den Ärzten absolut. Dies kollidiert mit dem Berufsbild eines freien Berufes. Der Arzt hat längst das Gefühl, dass seine gesamte Tätigkeit unter Sachzwängen des Staates liegt, die er kaum mehr mitbestimmen kann. Dabei dient der freie Beruf des Arztes dazu, dass er unabhängig entscheiden kann. Selbst im Fach Medizin fühlt der Arzt, dass er Hilfsmittel geworden ist. Wie soll aber ein Arzt dem Patienten einen Rat geben, wenn der Arzt selbst unter Zwängen steht? Offensichtlich sind Rationierung und Priorisierung unverändert ein Problem im Bereich des Gesundheitswesens.

Im Rahmen der Versorgung von älteren Patienten konnte ich aufzeigen, dass sowohl bei der Unterlassung nötiger Operationen als auch bei Durchführung von überflüssigen Eingriffen die Waage bei einer Entscheidung zu einer Maßnahme derzeit einseitig zuungunsten der Älteren geht. Dennoch bin ich überzeugt, dass unsere Gesellschaft den Ausgleich schaffen kann und die Balance zwischen Eigenverantwortung und Fürsorge hinbekommt.

Stichwortverzeichnis

Quellenverzeichnis

Gemeinsame Bundesausschuss (GBA) zur Versorgung Älterer
www.g-ba.de/beschluesse/4069/

Nationaler Bildungsbericht 2022 bei
www.bildungsbericht.de

Windfuhr, Jochen, Deutsches Ärzteblatt 2013; 110(22): A 1098
Tonsillektomie: Die Indikation wird heute strenger gestellt von
Bischoff, Martin

Bach, Ingo, Darmspiegelung mit einer Kapsel: Selbstversuch
siehe: www.gesundheitsberater-berlin.de vom 28.3.2017

12. Jahresbericht des Zentralinstitutes für die
Kassenärztliche Versorgung; siehe über www.kvb.de

Dr. Christine Sick, Novartis und
Dr. Christina Claußen, Pfizer bei
News von BAGSO (Bundesarbeitsgemeinschaft
Seniorenorganisation) vom 14.06.2022

Dr. Susanne Dörr, Helios Kliniken, bei
News 03.04.2020
www.management-krankenhaus.de

WHO Sturzrisiko und Osteoporose bei
www.osteoporose-deutschland.de

Deutsche Gesellschaft für Geriatrie – Impfpflicht
Deutsches Ärzteblatt vom 08.11.2021

Bayrischer Landtagsbeschluss nach
News 18.03.2021
www.regiomed-kliniken.de

Professor Dr. Helmut Frohnhofen
Klinik für Orthopädie und Unfallchirurgie
Altersmedizin, Universität Düsseldorf,
www.web.de/magazin vom 17. September 2019

Professor Dr. Gerd Antes, Universität Freiburg
News 24.08.2019 zu Big Data
www.standard.de
sowie Antes Gerd, Freiburg
Zu BigData in der Altersmedizin vom 08.08.2018 Interview in:
www.kma-online.de

Professor Dr. Dr. Karl Heinz Wehkamp Hamburg
Buch: *Medizinethik und Ökonomie*, Springerverlag
vom 10.12.2020

Professor Dr. Heinz, Berlin
Ökonomisierung patientenbezogener Entscheidungen im
Krankenhaus
Deutsches Ärzteblatt 2017, 114: 797 ff.

Dr. Jens Baas, Chef der Techniker Krankenkasse,
Interview *Der Spiegel*, 09.10.2016
www.spiegel.de

Professor Dr. Reinhard Busse,
Interview TAZ vom 23.09.2020
www.taz.de

Barmer Krankenhausreport 2017 zu
Kosten Geriatrie
www.barmer.de/presse

Narkosemittel Propofol:
Tote bei Darmspiegelungen
Augsburger Allgemeine Zeitung vom 28. März 2011
siehe www.augsburger-allgemeine.de unter medizinische Studien

Professor Dr. Sigmund Silber
vom 01. Dezember 2020
www.zurgesundheit.press

Herzkatheteruntersuchungen
Statistisches Bundesamt; Destatis
Abrufdatum: 20. November 2021

Daten zum Gesundheitswesen vom 29. September 2020
www.vdek.de Verband der Ersatzkassen e.V.

Myokardszintigraphie könnte mehr unnötige
Herzkatheteruntersuchungen verhindern in:
Deutsches Ärzteblatt vom 19. September 2019

Bundesinstitut für Bevölkerungsentwicklung zu
Lebenserwartung
www.bib.bund.de

Dr. Gerd Glaeske zu Reha für Ältere
News focus 27.08.2018
www.focus.de

Herzbericht 2021 zu
Todesursachen
www.herzstiftung.de

Professor Dr. Eike Nagel, Frankfurt am Main
vom 08.07.2019
www.radiologie.bayer.de/aktuelles/news/wissenschaft/khk-
patienten-mrt-und-herzkatheter-im-vergleich

Professor Dr. Marc Dewey, Charite´ Berlin,
CT statt Herzkatheteruntersuchung vom 30.10.2021
www.gesundheitsstadt-berlin.de

Nasenscheidewand: Michael Brendler
NZZ am Sonntag vom 12.10.2019

Chronische Nierenerkrankung 25.12.2021
www.gesundheitsinformation.de

Hysterektomie 09.06.2020
www.femeda.de

Schilddrüsen-Operation vom 22.04.2015
www.aerztezeitung.de/Medizin/Operation-oftmals-unnoetig-249195.html?bPrint=true

Prostatakrebs: Frühe Therapie oft unnötig
18.11.2021
www.scinexx.de/news/medizin/prostatakrebs-fruehe-therapie-oft-unnoetig/

Neun von zehn Mandel-OPs bei Kindern sind unnötig
vom 08.11.2018
www.spiegel.de/gesundheit/diagnose/mandeloperationen-bei-kindern-neun-von-zehn-eingriffen-sind-ueberfluessig-a-1237086.html

Darmspiegelung
www.infomedizin.de/behandlungen/darmspiegelung/

WHO, Osteoporose und Sturzrisiko
siehe www.osteoporose.de

Deutsche Gesellschaft für Geriatrie
Zur Impfpflicht siehe
Pressemeldung vom 08. November 2021
In: www.dggeriatrie.de

Bayrisches Gesundheitsministerium zur Altersmedizin
in Bayern in:
www.stmgp.bayern.de

Rapp, Kilian, Deutsches Ärzteblatt 27. Januar 2020; 117: 53-9;
Zusammenarbeit in der Altersmedizin

Liebe Leserin, lieber Leser,

auch Anregungen, Kritik als auch Lob sehe ich
entgegen. So kann ich besser reagieren.
Schreiben Sie mir: **phil.roth@t-online.de**

Verlag & Druck: tredition GmbH,
Halenreie 40-44, 22359 Hamburg
www.tredition.com

Buch erhältlich beim Buchhandel oder Verlag:

Softcover: ISBN 978-3-347-88465-6

Hartcover: ISBN 978-3-347-88468-7

Großdruck: ISBN 978-3-347-88475-5

E-Book: ISBN 978-3-347-88469-4

Die hohe Informationsflut und die begrenzte Aufnahmefähigkeit eines Einzelnen machen einen ohnmächtig gegen den Apparat in der Medizin und Pflege. Mit zunehmendem Alter schwindet die Kraft sich dem entgegen zu stemmen. Die Apparatemedizin und die Bürokratie erdrücken den Menschen. Der Einzelne verschwindet hierunter. Dabei ist es Aufgabe von jedem, den Grundsatz von unserem Grundgesetz „Die Würde des Menschen ist unantastbar" umzusetzen. Willst Du was ändern, dann fang bei Dir selbst an.

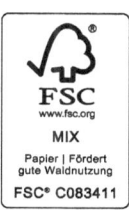

Zeitfracht Medien GmbH
Ferdinand-Jühlke-Straße 7
99095 Erfurt, Deutschland
produktsicherheit@kolibri360.de